子どもと添加物

33のポイント

科学ジャーナリスト
渡辺雄二

青志社

子どもと添加物　33のポイント

はじめに

安心・安全でない食品が多い

コンビニやスーパーなどには、おにぎり、弁当、食パン、菓子パン、ガム、ポテトチップス、コーラ、缶コーヒー、ビールなど実に様々な食品が山のように積まれていますが、これらが毎日安心して食べることができるものかというと、必ずしもそうとは言えません。その最大の理由は、**安全性の不確かな食品添加物が数多く使われているからです。**

とくに子どもが好きお菓子や飲み物などには、「子どもに与えていいものか？」と感じざるを得ないものがたくさんあります。子どもの体は日々成長しています。ですから、**子どもが好むような食べ物は、本来は子どもの体を育むような食品でなければならない**はずです。

ところが、着色料で鮮やかな色にしたり、香料で刺激的なにおいを付けたり、調味料で濃い味にしたりと、子どもの体にとってふさわしくない製品がたくさん売られています。また、栄養的な面でも劣っている製品が多いのです。**子どもの体のことを考えずに、判断力のまだ低い子どもに対して、目先の珍しさだけで買わせようという魂胆の企業が多い**からです。

そんな食品を毎日食べていたら、**子どもの体が十分に発達しなくなる可能性**があります。さらには、**何らかの障害が現れる危険性**もあります。したがって、**親がある程度ふさわしい食品を選んでやる必要がある**のです。

また、親も自身や夫（妻）が食べる食品を選択する必要があります。食品添加物は、子どもばかりでなく、大人にとっても危険性の高いものが少なくないからです。

添加物の安全性は未確認

現在、**市販されている食品は、すべて2種類の原材料で製造**されています。一つは、米、小麦粉、大豆、野菜類、果物類、海藻類、砂糖、塩、しょうゆなどの**食品原料**であり、もう一つが、着色料、香料、甘味料、保存料などの**食品添加物**です。

食品原料は、これまでの人間の長い食の歴史によって、安全と判断されたもので、みんなが安心して食べることができるものです。一方、**食品添加物**はそうではありません。それが**一般に使われるようになったのは戦後**であり、安全かどうかよくわからないまま、使われている状況なのです。

厚生労働省では、使用を認可した添加物について、「安全性に問題はない」と言っていますが、**添加物の安全性は人間では確認されていません。すべて動物実験によって調べられているだけ**なのです。添加物をえさに混ぜてネズミやイヌなどに食べさせたり、直接投与したりして、その影響を調べているにすぎないのです。

しかも、**動物実験で一定の毒性が認められたにもかかわらず、添加物として使用が認められているものが少なくない**のです。たとえば、**赤色2号（赤2）という合成着色料は、アメリカでは、動物実験の結果、「発がん性の疑いが強い」**という理由で**使用が禁止**されました。ところが、日本では今も使用が認められ、業務用かき氷シロップなどに使われているのです。

また、最近ゼロカロリー甘味料としてさかんに使われている合成甘味料のアセスルファムK（カリウム）の場合、イヌを使った実験で、肝臓に対するダメージや免疫力の低下を示唆する結果が得られています。ダイエット甘味料のアスパルテームも、ネズミを使った実験で、白血病やリンパ腫を起こすことがわかっています。しかし、いずれもガムやグミ、コーラ、缶コーヒーなど多くの食品に使われているのです。

このほかにも、動物実験で発がん性や催奇形性（胎児に障害をもたらす毒性）が認められたり、血液に異常を起こしたり、腎臓に障害をもたらすなどの結果が得られているにもかかわらず、使用されているものがたくさんあるのです。

企業は消費者より利益が第一

さらに、動物実験でわかるのは、がんができるか、腎臓や肝臓などの臓器に障害が出るか、血液に異常が現れるか、体重が減るかなど、かなりはっきりとわかる症状なのです。**人間が添加物を摂取した時の微妙な影響、**すなわち、**舌や歯茎の刺激感、**あるいは**胃が張ったり、痛んだり、もたれたりなどの胃部不快感、**さらに**下腹の鈍痛、アレルギー**など**自分で訴えないと他人には伝わらない症状は、動物では確かめようが**

ないのです。
しかも、**人間が受けるそうした微妙な影響は**、**添加物が複数使われていた時に現れやすい**と考えられます。いろいろな添加物の刺激を胃や腸などの粘膜が受けることになるからです。ところが、動物実験では、同時に複数の添加物を与えるという実験はまったくといっていいほど行なわれていません。一品目についてのみ、調べられているだけなのです。つまり、**複数の添加物の影響については**、**まったくわかっていないない**のです。

なぜこんな状況になっているかというと、**厚生労働省が**、**消費者の健康よりも食品企業の都合を優先**させて、業者側に立った食品行政を行なっているからです。問題のある添加物の使用が禁止されると、アメリカや日本の企業の中では、営業活動が困難になってしまうところが出てきます。それを回避するため、使用を認め続けている面があります。この状況は、**添加物が盛んに使われるようになった１９５０年代以降、ずっと続いている**のです。

また**食品企業**はというと、自己を存続させるために、常に利益を上げることに血道を上げています。そのため、**消費者の健康よりも、製品が売れることを第一に**考えています。その結果、安易に添加物を使ってしまい、安全性の不確かな製品が数多く出回ることになってしまうのです。

家族を守るための具体策

したがって、我々消費者としては、自分の、そして家族の健康を守るために、防衛策をとっていかなければならないのです。それは、**簡単に言うと、発がん性やその疑いがあるなど危険性の高い添加物を含む食品を買わない**ようにすることです。

私はこれまで添加物に関する著書を何冊も執筆してきましたが、それと同時に自身の生活でも、危険性の高い添加物を避けるように心がけてきました。本書では、**私が実行していることも含めて、家族を守るための食生活を具体的に示しました**。家族を、そしてご自身を守るために、本書を活用していただければ幸いです。

目次

7

ウインナーソーセージには、発がん性物質に変化する添加物が含まれているので、子どものお弁当に入れるのはやめたほうがよい。使うなら、信州ハム、トップバリュ・グリーンアイ、JA高崎ハムのウインナーを！

毒性の強い添加物が使われている　52
発がん性物質ができる可能性　53
安全性の高いウインナーもある　55

8

カップめんにはひじょうに多くの添加物が使われ、発がん性物質を含むことがあるカラメル色素も含まれているので、できるだけ食べさせないほうがよい

悪いことばかりのカップめん　56
発がん性物質が含まれる可能性　57
容器からも発がん性物質が　58

第2章　自身と夫（妻）を守る食生活

第3章　とくにお酒で気をつけたいこと

25

「おいしくない」プリン体ゼロのビールを飲む必要はない。普通のビールを飲んだからといって、痛風になることはない

第4章 家族全般を守る食生活

装幀・本文デザイン　塚田男女雄（ツカダデザイン）

第1章　子どもを守る食生活

1

ガムには、白血病やリンパ腫を起こす疑いのある合成甘味料が使われているので、子どもに食べさせてはいけない

発がん性の疑いのある添加物が使われている

コンビニやスーパーには、「キシリトール」（ロッテ）や「クロレッツ」（モンデリーズ・ジャパン）など、様々なガムがズラッと並んでいますが、どれも子どもには買い与えないほうがよいでしょう。もろちん自身も買って食べないほうがよいでしょう。なぜなら、発がん性の疑いのある添加物が使われているからです。

市販されているガムのほとんどには、**アスパルテーム**という**合成甘味料**が使われています。ところが、これには**発がん性**の疑いがあるのです。**アスパルテームは、アミノ酸のL-フェニルアラニンとアスパラギン酸、それに劇物のメチルアルコールを結合させたもの**です。1965年にアメリカのサール社が開発したもので、日本では、味の素（株）が早くから輸出用として製造していました。そして、アメリカ政府の強い要望によって、日本でも1983年に使用が認可されたのです。

脳腫瘍との関係が疑われた

しかし、**アメリカではアスパルテームをめぐって安全性論争が長らく続いているの**です。

アメリカでアスパルテームの使用が認可されたのは、日本に先立つ1981年のことですが、それを摂取した人たちから、**頭痛やめまい、不眠、視力・味覚障害などに陥ったという苦情が相次いだ**といいます。アスパルテームは体内でメチルアルコールを分離することがわかっています。**メチルアルコールは劇物で、誤って飲むと失明す**

る恐れがあり、その量が多いと死亡することもあります。**おそらく体内でできたメチルアルコールによって、これらの症状が引き起こされた**と考えられます。

また、アスパルテームは、人間に脳腫瘍を誘発するのではないかという点でも問題になっています。TBSテレビが1997年3月に放送したアメリカのCBSレポート『How sweet is it ?』の中で、がん予防研究センターのデボラ・ディビス博士は、「環境と脳腫瘍の関係を調べると、**アスパルテームは脳腫瘍を引き起こす要因の可能性がある**」と指摘しました。

さらに、ワシントン大学医学部のジョー・オルニー博士は、「20年以上前のアスパルテームの動物実験で認められたものと同じタイプの脳腫瘍が、アメリカ人に劇的に増えている」と警告しました。**体内で分解されたアスパルテームが脳内に入り込み、細胞を突然変異させて、腫瘍を引き起こす**のではないかと考えられます。

白血病やリンパ腫を起こすという実験データも

さらに、2005年にイタリアで行われた動物実験では、アスパルテームによって白血病やリンパ腫の発生が認められました。この実験は、同国のセレーサ・マルトーニがん研究所のモランド・ソフリティ博士らが行なったもので、8歳齢のオスとメスのラットに、異なる濃度（0～10％の7段階）のアスパルテームを死亡するまで与え続けて、観察したというものです。

その結果、メスの多くに白血病またはリンパ腫の発症が見られ、濃度が高くなるほど発症率も高かったのです。また、人間が食品から摂取している量に近い濃度でも異常が観察されました。

この実験結果から、**アスパルテームが白血病やリンパ腫などを引き起こす可能性が高い**ことがわかったのです。**アスパルテームは、多くの食品に使われているので、その影響が心配**されます。

ガムは必ずしも食べなくてはならないというものではありません。ですから、**とくに子どもには食べさせないほうがよい**でしょう。

2

コーラを子どもに飲ませてはいけない。ゼロカロリータイプのコーラは、通常のコーラよりももっといけない

体にプラスのものはほとんど含まない

「コーラは体に悪い」と感じている人が多いと思います。また、「コーラを子どもに飲ませてはいけない」と思っている親御さんも多いでしょう。実際その通りなのです。

コーラには、体にとってプラスとなるようなものはほとんど含まれていません。カラメル色素やカフェインなど、子どもにとってはよくないものばかりですし、ゼロカ

ロリーのコーラには、さらに合成甘味料が含まれています。ちなみに、ゼロカロリーのコーラは、水以外はすべて添加物です。

「『コカ・コーラ』は独特のにおいと味がする」と感じている人が多いと思います。そのにおいと味は、主に添加物の香料によるものです。かつて、「コカの葉を使っているから、コカ・コーラというんだ」という噂が流れました。私は、「そんなバカな」と思いました。**コカは、麻薬のコカインの原料となる植物**であり、そんな**危ない植物**を飲み物に使うはずがないと思ったからです。

コーラ色を作り出すカラメル色素

ところが、厚生労働省の天然香料のリストを見ていて、驚きました。「コカ」と書かれているのです。英語名は、「Ｃｏｃａ」。まさしく「Ｃｏｃａ・Ｃｏｌａ」と同じつづりです。そこで、日本コカ・コーラに問い合わせると、「香料の内容については教えられない。天然香料をいくつもブレンドして使っている」との答えでした。ということは、**コカを香料に使っている可能性もありうる**ということです。

ただし、仮に使っていたとしても、制度上は問題ないということなのです。天然香料のリストに載っているのですから。それにしても、もし本当に使っていたとしたら、人体にどれだけの影響がおよぶことになるのか、想像すらつきません。

また、コーラには**大量のカラメル色素**が使われています。製品全体が独特の褐色をしていますが、あの色はカラメル色素によるものなのです。カラメル色素には、カラメルⅠ、カラメルⅡ、カラメルⅢ、カラメルⅣの4種類があって、カラメルⅢとⅣには、4-メチルイミダゾールという物質が含まれているのですが、アメリカで行なわれた動物実験によって、4-メチルイミダゾールには発がん性が認められているのです。

発がん性物質が含まれている

市販のコーラに使われているカラメル色素は、**カラメルⅢかカラメルⅣ**です。ですから、**発がん性のある4-メチルイミダゾール**が含まれているのです。アメリカでは、このことが問題になって、カリフォルニア州では、1日に摂取する4-メチルイミダゾールの量を29マイクログラム以下と定めています。

しかし、コーラ1缶（約355ml）にはそれを超える4－メチルイミダゾールが含まれていたため、米コカ・コーラと米ペプシコは、製法を変えることで含有量を減らしたコーラを新たに発売しました。

一方、**日本では**製法はとくに変えられていないので、**カリフォルニア州の基準を超える4－メチルイミダゾールを含む製品が売られている**のです。

このほか、カフェインは、ご存知のようにコーヒーなどに多く含まれる物質で、神経を刺激します。興奮作用があるため、睡眠が妨げられることがあります。とくに子どもの場合、影響が大きいので、注意が必要です。

ゼロカロリータイプはもっとよくない

最近では、**ゼロカロリータイプのコーラ**の人気が高まっていますが、こちらは、なおさら**子どもに飲ませてはいけません**。香料、カラメル色素、カフェインのほかに、合成甘味料が使われているからです。

［コカ・コーラゼロ］の原材料は、「カラメル色素、酸味料、甘味料（スクラロース、アセスルファムK）、香料、カフェイン」で、**すべて添加物**です。つまり、水に添加物を溶かし込んだという製品なのです。しかも、合成甘味料のスクラロースとアセスルファムKが使われています。

また、［ペプシストロングゼロ］（サントリーフーズ）の原材料は、「カラメル色素、香料、酸味料、クエン酸K、甘味料（アスパルテーム・L-フェニルアラニン化合物、アセスルファムK、ステビア、スクラロース）、カフェイン」です。やはり**すべて添加物**で、アスパルテーム、アセスルファムK、スクラロースが使われています。

危ない3つの合成甘味料

アセスルファムKは、自然界に存在しない化学合成物質で、砂糖の約200倍の甘味があります。イヌにアセスルファムKを0・3％および3％含むえさを2年間食べさせた実験では、0・3％群でリンパ球の減少が、3％群ではGPT（肝臓障害の際に増える）の増加とリンパ球の減少が認められました。つまり、**肝臓に対するダ**

メージや免疫力の低下が心配されるのです。また、妊娠したネズミを使った実験では、**胎児に移行**することがわかっています。

スクラロースについては、次の「うまい棒」の項で詳しく説明しますが、有機塩素化合物の一種であり、動物実験でも、体に対する悪影響を示唆するデータが得られています。

また、**アスパルテーム**については、27ページで説明したように**脳腫瘍を起こす**ことが指摘され、動物実験では**白血病やリンパ腫**を起こすことが確認されています。

したがって、**ゼロカロリーのコーラ**は、**通常のコーラよりも危険性が高く、いっそう子どもに飲ませてはいけない**のです。

3

「うまい棒」には、有機塩素化合物の一種の合成甘味料が使われているので、子どもに食べさせないほうがよい

余計な添加物が使われている

1本が10円（税込）という超低価格なため、子どもにとても人気のある「うまい棒」（やおきん）。子どもばかりではなく、大人にもそこそこ人気があるようです。しかし、「どうしてこんなものを使っているの？」と言わざるを得ない添加物が入っています。それは、**合成甘味料のスクラロース**です。うまい棒には、チーズ味やコーン

ポタージュ味などいろいろな種類がありますが、多くにスクラロースが添加されています。

スクラロースは、1999年に使用が認可された添加物で、**砂糖の約600倍の甘味**があります。有機塩素化合物の一種なのです。これは、有機物に塩素（Cl）が結合したもので、ほとんどが**毒性物質**といえるものです。

たとえば、**使用禁止になった農薬のDDTやBHC、カネミ油症事件を起こしたPCB（ポリ塩化ビフェニル）、地下水汚染を起こしているトリクロロエチレンやテトラクロロエチレン、そして猛毒物質として知られるダイオキシン**。これらは**いずれも有機塩素化合物の一種**なのです。

なお、カネミ油症事件とは、1968年に西日本を中心に発生した食品公害で、カネミ倉庫という会社が製造した米ぬか油に誤ってPCBが混入していたため、それを食べた人たちが、激しい下痢や歩行障害、にきび状の吹き出物、全身倦怠感などに襲われ、死亡者も出たという事件です。

悪影響を示すデータが

スクラロースは、ショ糖（スクロース）の三つの水酸基（－OH）を塩素（Cl）に置き換えたものです。ショ糖は有機物なので、それに塩素が結合したスクラロースは、有機塩素化合物ということになるのです。

スクラロースは、ダイオキシンやDDTなどとは違い、毒性が弱いとされています。そのため、添加物として認められているのですが、動物実験では、一定の毒性が認められています。**妊娠したウサギ**に体重1kgあたり0・7gのスクラロースを強制的に食べさせた実験では、**下痢**を起こして、それにともなう**体重減少**が見られ、**死亡や流産**が一部で見られました。

また、5％を含むえさをラットに食べさせた実験では、**胸腺や脾臓のリンパ組織の委縮**が認められました。これは、**免疫力を低下**させる可能性があるということです。さらに、**脳にまで入り込む**ことがわかっているのです。

つまり、一定の悪影響があるということなのです。これは、人間に対しても現れる可能性があります。しかし、**食品業界やアメリカ政府の要望が強かったため、厚生労**

働省はスクラロースの使用を認めてしまったのです。

できるだけ食べないようにする

私は、スクラロースが添加された「うまい棒」を何度か口に含んで噛んだことがありますが、舌がしびれるような感覚を覚え、それは長時間続きました。**舌はいわばセンサーであり、体によくないものを見分ける器官**です。**それを痺れさせるものが、体によいはずがありません。**

スクラロースを摂取し続ければ、おそらく**免疫や肝臓などに何らかの悪影響が出る**と考えられます。**しかし、それを自覚することはなかなか困難**でしょう。さらに、何らかの障害が現れても、**スクラロースとの因果関係を証明するのは不可能**でしょう。

ですからスクラロースが添加された食品は、できるだけ食べないようにするしかないのです。

4

「ガリガリ君」は、合成甘味料が使われているスイカ味より、それが使われていないソーダ味のほうがマシ

「スイカ」には合成甘味料が添加されている

子どもに大人気の「ガリガリ君」。これは、埼玉県深谷市に本社のある赤城乳業が大ヒットさせた商品で、いわゆるアイスキャンディー（氷菓）の一種です。いろいろな種類がありますが、コンビニなどでよく売られているのは、「ガリガリ君　スイカ」と「ガリガリ君　ソーダ」です。ただし、**「スイカ」**のほうはおススメできません。

合成甘味料スクラロースとアセスルファムKが使われているからです。

「ガリガリ君　スイカ」の原材料は、「異性化液糖、砂糖、りんご果汁、水飴、食塩、香料、安定剤（ペクチン）、酸味料、着色料（アントシアニン、紅花黄）、甘味料（スクラロース、アセスルファムK、ステビア）」です。香料以降が添加物で、スクラロースとアセスルファムK（カリウム）が使われていることがわかります。

スクラロースについては、「うまい棒」の項で説明したように**有機塩素化合物の一種**であり、動物実験でも、体に対する悪影響を示唆するデータが得られています。**アセスルファムKも合成甘味料**の一つです。

肝臓や免疫に悪影響!?

前述のように**アセスルファムKは自然界に存在しない化学合成物質**で、**体内で代謝されず、血流に乗ってグルグルめぐります**。イヌにアセスルファムKを0・3%および3%含むえさを2年間食べさせた実験では、0・3%群でリンパ球の減少が、3%群ではGPT（肝臓障害の際に増える）の増加とリンパ球の減少が認められました。つまり、**肝臓に対するダメージや免疫力の低下**が心配されるのです。また、妊娠したネズミを使った実験では、**胎児に移行**することがわかっています。

アセスルファムKは、スクラロースなどと一緒に使われることが多く、単独で使われている製品は少ないのですが、以前に近くのスーパーでアセスルファムKだけを含む清涼飲料を見つけて、それを試しに口に含んだことがあります。その時は、苦いような、渋いような変な甘みを感じ、しかも、舌にしびれを感じました。そして、しびれ感は長時間続きました。

舌はいわばセンサーの役目をしており、毒性があったり、腐敗していたりするものに対して、苦く感じたり、すっぱく感じたりするなどして、それらを体内に入れないようにしています。ですから、舌がしびれを感じるということは、それが体にとってよくないものであることの一つの証拠といえます。

天然甘味料のステビアも使用

さらに「スイカ」には、**天然甘味料のステビア**も使われています。ステビアは、**南**

米原産のキク科・ステビアの葉から抽出した甘味成分です。昔からステビアの葉は、不妊・避妊作用があるといわれていて、それを裏付ける動物実験もあります。一方で、それを否定する動物実験の結果もあり、どちらが本当なのか、よくわからない面があります。

ただし、ＥＵ（欧州連合）委員会では、１９９９年、ステビアが体内で代謝してできる物質（ステビオール）が**動物のオスの精巣に悪影響があり、繁殖毒性が認められた**との理由で、使用を認めないことを決めたのです。その後、もう一度安全性について検討が行なわれ、同委員会は、２０１１年12月から、体重１kgあたり４mg以下の摂取に抑えるという条件付きで使用を認めました。それでも、不安が完全に払拭されたわけではありません。

【ソーダ】に合成甘味料は使われていない

一方、もっともポピュラーな［ガリガリ君　ソーダ］の原材料は、「異性化液糖、砂糖、りんご果汁、ぶどう糖、ライム果汁、水飴、リキュール、食塩、香料、安定剤

（ペクチン）、着色料（スピルリナ青、クチナシ、紅花黄）、酸味料」です。

香料以降が添加物で、スクラロースやアセスルファムKなどの合成甘味料は使われていません。

安定剤のペクチンは、リンゴやサトウダイコンなどから抽出された粘性のある多糖類です。**動物実験では毒性はほとんど認められていません**。その由来からも安全性は高いと考えられます。

着色料のスピルリナ青は、ユレモ科スピルリナの全藻より抽出して得られたものです。スピルリナ青を1％含むえさをラットに12か月間食べさせた**実験では、毒性は認められませんでした**。

お子さんが「どうしても「ガリガリ君」を食べたい」と言った時には、スイカよりも、こちらのソーダを選んだほうがよいでしょう。

5

アイスクリームは、添加物が使われておらず、「おいしい」と評判の【あずきバー】や【ハーゲンダッツ】がおススメ

無添加の【あずきバー】

子どもは冷たくて甘い、口の中でトロリととろけるアイスクリームが大好きですが、**おススメできない製品が多い**のが現状です。というのも、**乳化剤、香料、増粘多糖類などの添加物が使われている製品が多い**からです。「アイスクリームを食べるとお腹をこわす」という人もいると思いますが、お腹が冷えるとともに乳化剤などが原因し

ていると考えられます。

そこでおススメしたいのが、**井村屋の［あずきバー］**で、たいていのコンビニで売られています。［あずきバー］の原材料は、「砂糖、小豆、水あめ、コーンスターチ（遺伝子組み換えでない）、食塩」です。**添加物は使われていません。**ですから、お腹をこわしやすいお子さんでも、多分だいじょうぶだと思います。

良質のあずきを使っている井村屋

井村屋は、できるだけ添加物を使わない製品作りを行なっている会社です。カステラやようかんなどにも、**添加物を使っていません。あずきなどの原材料も、質の良いものを使って**います。

この製品も添加物が使われていないため、**自然なあずきアイスの味**がします。どこか懐かしい味です。ただし、アイスキャンディーのように硬いわけではありません。小豆と水あめ、コーンスターチの微妙な配合によって、適度な硬さに仕上げているようです。

【ハーゲンダッツ　ストロベリー】も無添加

もう一つ子どもにおススメなアイスクリームは、「ハーゲンダッツ　ストロベリー」（ハーゲンダッツジャパン）です。この製品の原材料は、「クリーム、脱脂濃縮乳、ストロベリー果肉、砂糖、卵黄」であり、**添加物は使われていません。**

実は私もアイスクリームを食べると、おなかをこわすことがあるのですが、「ハーゲンダッツ　ストロベリー」を食べても、そういうことはありません。それに、**なんといってもおいしいですね。値段は、ほかのアイスクリームに比べて高め**ですが、まあ、しかたないでしょう。

このほか、「ハーゲンダッツ　グリーンティー」の原材料は、「クリーム、脱脂濃縮乳、砂糖、卵黄、まっ茶」であり、やはり添加物は使われていません。まっ茶の味と香りがうまく引きだされた、おしいしいアイスクリームだと思います。

なお、「ハーゲンダッツ」の中でも、**ウエハースで挟んだ製品は添加物**が使われています。また、**カップに入った製品でも、添加物が使われているものがあるので注意してください。**

6

プレーンヨーグルトは、子どもの腸をきれいにし、たんぱく質とカルシウムの補給にも役立つ優れもの。とくに「小岩井生乳100%ヨーグルト」がおススメ

原材料は、生乳100%

「プレーンヨーグルトは体にいい」と思っている人は多いでしょう。善玉菌である乳酸菌やビフィズス菌を含み、カルシウムやたんぱく質も多いからです。そんなプレーンヨーグルトの中でも、とくにおススメしたいのが、「小岩井生乳100%ヨーグルト」（小岩井乳業）です。

その名の通り、**原材料は生乳１００％**で、もちろん**添加物は使われていません。**生乳のみを使っているためか、舌触りがとてもなめらかで、酸味の少ない「おいしい」ヨーグルトに仕上がっています。プレーンですが、そのまま十分食べられます。

「高いんじゃない？」という人もいると思いますが、１個（４００ｇ）が２００円前後ですから、それほど高くはないでしょう。

しかも、お腹の調子を整えるトクホ（特定保健用食品）なのです。「生きたビフィズス菌（ビフィドバクテリウム・ラクティスＢＢ-12）の働きにより腸内の環境を改善し、おなかの調子を良好に保ちます」という許可表示があります。カルシウム（１日所要量は６００mg）も、１００ｇあたり１１０mg含んでいるので、カルシウム補給にもうってつけです。

乳製品が使われている

このほか、プレーンヨーグルトとしては、「明治ブルガリアヨーグルトＬＢ81プレーンヨーグルト」（明治）と「森永ビヒダスＢＢ５３６プレーンヨーグルト」（森永乳業）が代表的です。

「明治ブルガリアヨーグルトLB81プレーンヨーグルト」には、LB81という乳酸菌が使われています。これは、善玉菌の代表格といえるもので、腸内の悪玉菌が増えるのをおさえて、腸内環境を整える働きがあります。

女子大生106人に「明治ブルガリアヨーグルトLB81」を食べてもらった実験では、便通がよくなり、便秘が改善されたといいます。そのため、この製品もお腹の調子を整えるトクホの許可を得ています。また、カルシウムを100gあたり109mgと豊富に含んでいます。

ただし、原材料に生乳のほかに乳製品が含まれており、添加物は使われていません。**乳製品とは、生乳を原料としたクリームや脱脂乳、脱脂粉乳などの総称**です。それらが使われているためか、「小岩井生乳100％ヨーグルト」のような滑らかさはありません。また、そのまま食べるには、やや酸っぱいように感じられます。なお、添加物は使われていません。

フルーツヨーグルトはおススメできない

一方、「森永ビヒダスBB536プレーンヨーグルト」も、お腹の調子を整えるトクホの許可を得ています。乳児の腸に多くいるビフィズス菌が入っていて、人での臨床試験で、排便回数や便性状の改善が認められています。ただし、原材料には、生乳のほかに乳製品が含まれています。添加物は使われていません。

なお、スーパーなどには、**ストロベリー味やブルーベリー味などのフルーツヨーグルト**が売られていますが、それらはおススメできません。なぜなら、刺激的な香料が使われており、**合成甘味料のスクラロースやアセスルファムKなど**が添加された製品が少なくないからです。

ヨーグルトは、体にいいプレーンタイプの製品を買い求めるようにしてください。

7

ウインナーソーセージには、発がん性物質に変化する添加物が含まれているので、子どものお弁当に入れるのはやめたほうがよい。使うなら、信州ハム、トップバリュ・グリーンアイ、ＪＡ高崎ハムのウインナーを！

毒性の強い添加物が使われている

子どものお弁当の定番といえるウインナーソーセージですが、使うのはやめたほうがよいでしょう。なぜなら、**毒性が強く、しかも発がん性物質に変化することがある添加物が使われているからです。**

ウインナーソーセージは、各ハムメーカーから出ていますが、それらの原材料を一度よく見てください。**発色剤（亜硝酸Na）**という文字があるはずです。これは、**ウインナーが黒ずんで「まずそう」に見えてしまうのを防ぐとともに、保存性の向上の目的で使われている添加物**です。

しかし**亜硝酸Naはひじょうに毒性が強く**、これまでの中毒事故から算出されたヒト致死量は、0・18〜2・5gです。ちなみに猛毒の青酸カリ（シアン化カリウム）の致死量は0・15gです。亜硝酸Naの致死量は幅がありますが、最低の「0・18g」は、**青酸カリに匹敵する毒性**ということになるのです。

そのため、**食品に亜硝酸Naが一定量以上含まれると中毒を起こす**ので、厚生労働省では、添加量を厳しく制限しています。**制限しているとはいえ、これほど毒性が強い化学物質を食品に混ぜること自体が問題**です。

発がん性物質ができる可能性

さらに**亜硝酸Na**は、**発がん性物質に変化する**ことがわかっています。肉にはアミンという物質が多く含まれているのですが、それと**亜硝酸Naは化学反応を起こして、ニ**

トロソアミン類という物質に変化します。これは、10種類以上知られているのですが、いずれも発がん性があるのです。

ニトロソアミン類は、とくに**酸性状態の胃の中でできやすい**ことがわかっています。つまり、亜硝酸Naを含んだウインナーソーセージを食べるということは、**体内で発がん性物質ができる可能性**があるということなのです。また、**ソーセージ自体にニトロソアミン類ができている可能性**もあるのです。

ニトロソアミン類は、いずれも動物実験で発がん性が認められているのですが、代表的なN−ニトロソジメチルアミンの発がん性はひじょうに強くて、わずか0・0001〜0・0005%をえさや飲料水に混ぜてラットに与えた実験では、肝臓や腎臓にがんができました。人間の場合も、同様にがんが発生する可能性があります。

なお、ハムも一般に亜硝酸Naが添加されているので、ウィンナーと同様な問題があります。

安全性の高いウインナーもある

また、ウインナーソーセージの中には、［タコさんウインナー］（プリマハム）のように**真っ赤なもの**があり、**さらに危険性が高く**なります。なぜなら、赤色系の**タール色素**が使われているからです。［タコさんウインナー］には、**赤102（赤色102号）と赤3（赤色3号）**というタール色素が使われています。

タール色素は、**合成着色料の一種**で、全部で12品目の使用が認められていますが、化学構造や動物実験から、いずれも**発がん性の疑い**があるのです。また赤102は、**子どもに蕁麻疹《じんましん》を起こす**として、皮膚科医の間では注意が呼びかけられています。一方、赤3は、ラットに投与した実験で、**甲状腺の腫瘍が増加**しました。

ちなみに、**信州ハムのグリーンマークシリーズ、イオンのトップバリュ・グリーンアイシリーズ、JA高崎ハムのSマークシリーズのウインナーソーセージやハムには、亜硝酸Naは使われていません**。子どものお弁当には、これらの製品を加熱してから入れるとよいでしょう。

8

カップめんにはひじょうに多くの添加物が使われ、発がん性物質を含むことがあるカラメル色素も含まれているので、できるだけ食べさせないほうがよい

悪いことばかりのカップめん

カップめんは、お湯を注げばでき上がりという手軽さで、また、子どもも食べたがるので、ついつい与えがちですが、できるだけ食べさせないほうがよいでしょう。というのも、栄養が偏っているうえ、**塩分が多く**、また**有害な過酸化脂質**を含んでおり、さらに**添加物が多く、がんになる確率を高める**可能性があるからです。

コンビニやスーパーには、様々なカップめんが山のように並べられていますが、いずれも調味料（アミノ酸等）やかんすい、酸味料、増粘多糖類など**10種類以上の添加物**が使われています。しかも、ナトリウム（塩分）が2～3g程度含まれており、これは食塩に換算すると、5～8g程度にもなります。

また、「油揚げめん」の製品がとても多い状況です。つまり、めんを油で揚げてあるということですが、油は加熱されると、酸化しやすくなります。その結果、**脂肪が酸化してできた過酸化脂質が含まれることに**なります。**過酸化脂質は有害**であり、その量が多いと下痢を引き起こします。また、**胃や腸の粘膜を刺激**します。

発がん性物質が含まれる可能性

カップめんを食べるということは、**これらが一度に胃の中に入ってくる**ということですから、当然ながら**胃の粘膜はそれらの影響を受ける**ことになります。

食塩は人間が生命を維持するうえで不可欠なものですが、多く摂りすぎると、胃の**粘膜を守っている粘液を溶かしてしまい、**粘膜が荒れてしまいます。さらに、**添加物**

や過酸化脂質の影響も加わるので、いっそう荒れてしまうことになります。

そうなると、**胃の細胞は分裂しながら再生して、修復**しようとします。この際、何らかの**発がん性物質が作用すれば、細胞は突然変異を起こして、がん化する可能性が高まる**ことになるのです。そして、実はカップめんの添加物の中には、発がん性物質が含まれている可能性が高いのです。

カップめんは、ラーメンにしろ、うどんにしろ、そばにしろ、圧倒的に**しょう油味**が多く、それらには**「カラメル色素」**が使われています。カラメル色素には、カラメルⅠ、カラメルⅡ、カラメルⅢ、カラメルⅣの4種類がありますが、カラメルⅢとⅣには、発がん性のある4－メチルイミダゾールという物質が含まれているのです。

容器からも発がん性物質が

ただし、カップめんの原材料名欄には、「カラメル色素」という表示しかありません。ですから、カラメルⅠ～Ⅳのどれが使われているのかわからないのですが、一般にⅢとⅣが使われることが多いので、そうなると、発がん性のある4－メチルイミダゾールを一緒に摂取してしまうことになります。したがって、毎日カップめんを食べ続けると、がんが発生する確率が高まると考えられるのです。

さらに、容器にも問題があります。**発泡スチロール**でできた容器の場合、**熱いお湯を入れると、発がん性のあるスチレン**が微量ながら溶け出すのです。

なお、インスタントラーメン（袋入り即席めん）も、状況は似ています。添加物と塩分が多く、またしょうゆ味が多いため、カラメル色素が使われているからです。ですから、しょう油味の製品を毎日食べていると、同様にがんになる確率が高まると考えられます。

お子さんが「どうしてもインスタントラーメンを食べたい」という時は、**ノンフライの塩味を選んでください**。これなら、過酸化脂質が少なく、カラメル色素は使われていないので、比較的安全です。

9

菓子パンは、添加物の少ないあんぱんがおススメ。クリームパンやジャムパンは、避けたほうが無難

あんぱんは添加物が少ない

菓子パンを好きな子どもは多いようです。おやつに食べたり、あるいはご飯代わりに食べることもあるでしょう。

菓子パンは、あんぱん、クリームパン、ジャムパンなどいろいろありますが、比較的安心して食べられるのは、**あんぱん**です。というのも、ほかの菓子パンに比べて添

加物の数が少なく、製品によっては、**イーストフードを使っていないものもある**からです。

たとえば、セブンプレミアムの「つぶあんぱん」の原材料は、「つぶあん、小麦粉、砂糖、卵、マーガリン、パン酵母、粉末水あめ、黒ごま、食塩、植物油脂、乳等を主原料とする食品、酢酸Na、香料、ビタミンC、（原材料の一部に大豆を含む）」で、**添加物は酢酸Na以降**です。イーストフードは使われていません。

イーストフードは、イースト（パン酵母）に混ぜると、それをイーストが吸収して、パンがふっくらと焼き上がるというものです。**「フード」という名前が付いていますが、実は添加物の塊り**なのです。イーストとパン酵母は同じです。以前はイーストという表記が多かったのですが、わかりにくいため、最近ではパン酵母と表記しているようです。

イーストフードの正体

イーストフードは、全部で19品目あります。主なものは、塩化アンモニウム、塩化マグネシウム、炭酸アンモニウム、炭酸カルシウム、リン酸一水素カルシウム、リン酸三カルシウムなどです。毒性の強いものはそれほどないのですが、塩化アンモニウムは例外で、**ウサギに2gを口から与えた実験で、10分後に死亡した**というデータがあります。

実際には19品目の中から、5品目前後をピックアップして混ぜ合わせて、イースト（パン酵母）に混ぜられます。

本来のパンはイーストが出す炭酸ガスによってふっくらと焼きあがります。しかし、**工場で大量に生産するためには、**それだけでは難しく、**イーストフードを加える必要があるの**です。イーストフードを添加するとふっくらとしたパンはできるのですが、パサパサしてしまい、パン本来のしっとりした食感が失われてしまいます。なお、「イーストフード」としか表示されないので、塩化アンモニウムが使われているかどうかはわかりません。

メーカーによって添加物の数が違う

［つぶあんぱん］に使われている「乳等を主原料とする食品」とは、乳脂肪に乳化剤や安定剤を加えたもの、あるいは乳脂肪の一部または全部を植物性脂肪に置き換えたものです。「乳等を主原料とする食品」に添加物が使われている可能性はありますが、それを考慮しても使われている添加物は少ないといえるでしょう。

ただし、メーカーによって、同じあんぱんでも添加物の数はかなり違っています。たとえば、山崎製パンの［あんぱん］の原材料は、「こしあん、小麦粉、糖類、マーガリン、脱脂粉乳、卵、パン酵母、植物油脂、牛乳、食塩、発酵風味料、植物性たん白、ナチュラルチーズ、たんぱく質濃縮ホエイパウダー、還元水あめ、乳化剤、加工デンプン、イーストフード、糊料（アルギン酸エステル）、香料、V・C、（原材料の一部に乳成分、卵、小麦、大豆を含む）」で、乳化剤以降が添加物で、全部で6種類。イーストフードも使われています。

ですから、**原材料をよく見て、添加物のなるべく少ない製品を選ぶ**ようにしたほうがよいでしょう。

クリームパンやジャムパンは添加物が多い

このほか、菓子パンには、**クリームパンやジャムパン**などがありますが、一般にそれらはあんぱんに比べると、**添加物が多く使われて**います。たとえば、敷島製パンの「カスタードクリームパン」の原材料は、「カスタードクリーム、小麦粉、糖類、マーガリン、卵、乳等を主要原料とする食品、パン酵母、食塩、発酵種、小麦たんぱく、クリーム（乳製品）、大豆粉、加工油脂、加工デンプン、グリシン、乳化剤、増粘剤（増粘多糖類、アルギン酸エステル）、酢酸Na、香料、pH調整剤、イーストフード、ビタミンC、着色料（カロチノイド）、（原材料の一部に卵、小麦、乳成分、大豆を含む）」で、加工デンプン以降が添加物。全部で11種類もあり、イーストフードも使われています。

カスタードクリームを作るのに数種類の添加物が使われ、さらにパンを製造するのにも何種類もの添加物が使われるので、合わせると多くなってしまうのです。

また、ジャムパンも添加物が多く、ファミリーマートの「いちごジャムパン」（製造者・神戸屋）の場合、加工デンプンや香料、酸味料など全部で13種類の添加物が使われています。

添加物の多い菓子パンを食べると、胃がもたれたり、張ったような感じになったり、重苦しくなったりという胃部不快感を覚えることがあるので、**なるべく添加物の少ない製品を選んだほうがよい**でしょう。

10

チョコレートの中では、板チョコは添加物が少ないので比較的安心。ただし、虫歯にならないように十分注意を！

板チョコは添加物が少ない

「チョコレートが好き」という子どもはとても多いですが、チョコレートの中でも、板チョコは添加物が少ないので、比較的安心して食べさせることができます。たとえば、「明治ミルクチョコレート」（明治）の原材料は、「砂糖、カカオマス、全粉乳、ココアバター、レシチン（大豆由来）、香料」であり、**添加物は、レシチンと香料の**

みです。

カカオマスは、カカオ豆を煎って皮と胚芽を取り除き、胚乳の部分を砕いてすり潰したもの。全粉乳は、牛乳から脂肪分をとらずにそのまま水分を蒸発させて粉状にしたものです。このほか、脱脂粉乳は、脂肪分を取り除いた牛乳を粉状にしたもの。ココアバターは、カカオ豆に含まれる脂肪のことです。

添加物のレシチンはリン脂質の一種で、動植物の細胞の膜を構成する主成分です。水と油を混じりやすくする乳化作用があるため、乳化剤として使われています。レシチンは、卵や大豆などに多く含まれていますが、この製品の場合、「大豆由来」とあるので、大豆から抽出されたレシチンということです。もともと大豆に含まれている成分ですから、**安全性に問題はありません。**

また、香料について明治に問い合わせると、「バニラ香料を使っていて、それのみです」という回答を得ました。**バニラ香料は、バニラ豆から得られたもの**で、古くから使われており、添加物として微量使われている分には、**安全性に問題はない**と考えられます。

チョコ菓子は添加物が多くなる

では、**チョコ菓子はどうでしょうか？**　たとえば、［ポッキーチョコレート］（江崎グリコ）の原材料は、「小麦粉、砂糖、カカオマス、植物油脂、全粉乳、ショートニング、モルトエキス、でん粉、食塩、イースト、ココアバター、バター、乳化剤、香料、膨張剤、アナトー色素、調味料（無機塩）」で、乳化剤以降が添加物。全部で5種類と、［明治ミルクチョコレート］に比べると多くなっています。

調味料は、味付けのために使われ、アミノ酸、核酸、有機酸、無機塩の4種類があります。無機塩は、7品目あって、その一つは塩化カリウムで、ほかはリン酸化合物です。「調味料（無機塩）」という表示しかないので、どれが使われているかはわかりませんが、いずれもそれほど毒性はありません。ただし、**リン酸をとり過ぎると、カルシウムの吸収が悪くなって、骨がもろくなる心配**があります。

膨張剤は、食品をふっくらさせるために使われます。一番よく使われるのは**重曹（炭酸水素ナトリウム）**で、単独で使われるほか、ほかの膨張剤と組み合わせて使われることも多いものです。**炭酸水素ナトリウムは、胃薬にも使われて**います。毒性はそれほど強くありませんが、これを使ったビスケットなどを食べると、口に違和感を覚えることがあります。

また、膨張剤にはミョウバンやアンモニウムミョウバンなど、アルミニウムを含むものがありますが、アルミニウムを多量に摂取すると、神経系に悪影響が出ることが示唆されているため、摂りすぎないように注意する必要があります。

アナトー色素は、ベニノキ科ベニノキの種子から抽出された黄色またはだいだい色の色素です。動物実験では、毒性は認められていません。**乳化剤**は、チョコレートに使われていて、水と油を混じりやすくするためのものですが、具体的に何が使われているのかわかりません。

乳化剤、調味料（無機塩）、香料に何が使われているのか不明なので、それらが不安要素になっています。でも、「食べてはいけない」というほどではありません。

なお、植物油脂とは、なたね油、大豆油、パーム油、コーン油、綿実油など植物から得られた油、あるいはそれらを2種類以上ブレンドしたものです。また、**ショート**

ニングは、植物油に水素を結合させることによってできた硬化油から作られるものです。食品にサクサクとした歯触りを出すことができます。ただし、心病患のリスクを高める**トランス**が多く含まれています。

合成甘味料入りはやめよう

しかし、中には「食べてはいけない」と言わざるを得ない製品もります。たとえば、ロッテの「ZERO（ゼロ）」です。原材料は、「「カカオマス、食物繊維、マルチトール、植物油脂、ココアバター、バター、分離乳たんぱく、デキストリン、カカオエキス、乳清ミネラルパウダー、卵殻Ca、甘味料（キシリトール、アスパルテーム・L－フェニルアラニン化合物、スクラロース）、乳化剤（大豆由来）、香料、ビタミンP」です。

見ての通り、**合成甘味料のアスパルテームとスクラロース**が使われています。これらは危険性があるので、摂取しないようにしたほうが賢明です。なお、アスパルテームには必ず「**L－フェニルアラニン化合物**」という言葉が添えられていますが、これには理由があります。**フェニルケトン尿症（アミノ酸の一種のL-フェニルアラニンをうまく代謝できない体質）の子どもが摂ると、脳に障害が起こる可能性**があります。そのため、注意喚起の意味でこの言葉が必ず併記されているのです。

お子さんが「チョコレートを食べたい」と言ったら、「明治ミルクチョコレート」のように**添加物の少ない板チョコ**がよいでしょう。ただし、砂糖がたくさん含まれているので、虫歯にならないように注意してください。また、たまには「ポッキーチョコレート」のようなチョコ菓子を買ってあげてもいいでしょう。ただし、**「ZERO（ゼロ）」のような合成甘味料の入った製品は買い与えないように**してください。

11

ポテトチップスは、脂肪や塩分が多く、添加物も使われているので避けたほうが無難。子どもが「どうしても食べたい」という時は、「うすしお」または「のりしお」を！

種類によって添加物の数が違う

子どもも大人も「大好き」という人が多いポテトチップス。湖池屋とカルビーの製品が圧倒的シェアを占めており、「のりしお」「うすしお」「コンソメ」「ガーリック」などたくさんの種類が出ています。

ポテトチップスは主に三つの注意すべき点があります。まず**添加物が多いこと**。次に**油で揚げてあるので過酸化脂質ができている**こと。そして**カロリーと塩分が多い**ことです。ただし、添加物の数は種類によって違いがあります。

たとえば、湖池屋の「のり塩」は、「調味料（アミノ酸等）」だけですが、「リッチコンソメ」は「調味料（アミノ酸等）、香料、酸味料、パプリカ色素、甘味料（ステビア、カンゾウ）、香辛料抽出物」と多いのです。添加物が多い製品を食べると、口の中や胃の粘膜が刺激されて、人によっては気持ちが悪くなったり、胃が痛んだり、重苦しくなったり、張った感じになります。いわゆる胃部不快感です。また、下腹に鈍痛を感じることもあります。

「味音痴」を生み出す可能性

ほとんどのポテトチップスに使われている**調味料（アミノ酸等）**は、**L‐グルタミン酸Naをメインにしたもの**です。L‐グルタミン酸Naは、もともとこんぶに含まれるうま味成分で、毒性はほとんどないのですが、一度に大量に摂ると、人によっては、顔や腕にかけて灼熱感を覚えたり、さらに動悸を感じることもあります。

また、あまりにも数多くの食品に使われているため、その味に慣らされてしまっている人が多く、**L-グルタミン酸Naが添加されていないと「おいしくない」と感じてしまう、いわゆる味音痴を生み出している**という問題もあります。ですから、「調味料（アミノ酸等）」という表示の食品は、あまり食べ過ぎないようにしたほうがよいでしょう。

とくに子どもの場合、L-グルタミン酸Naの味が脳に刷り込まれ、それが記憶されると、大人になってからもL-グルタミン酸Naが使われてないと「物足りない味」と感じてしまうことになる可能性が高いといえます。したがって、**子どもに「調味料（アミノ酸等）」が使われた食品を無節操に食べさせるのは、やめたほうがよい**でしょう。

うすしお味がおススメ

ポテトチップスは油で揚げてあるので、どうしても脂肪が酸化して、過酸化脂質ができてしまいます。これは油の宿命なのです。**過酸化脂質は有害で、動物の成長を悪**

くし、**一定量以上食べさせると、なんと死んで**しまいます。人間でも胃部不快感や下痢をひき起こすことがあります。したがって、胃腸がデリケートな人は、注意してください。

また、油を使っているのでカロリーが高く、1袋を1日で食べてしまうとカロリーのとり過ぎになる可能性があるので、やめたほうがよいでしょう。ちなみに、脂肪は1gで9kcal、炭水化物は1gで4kcalになります。

さらに、ポテトチップスには食塩が使われているので、塩分（ナトリウム）の摂りすぎになるという問題もあります。ナトリウムは体にとって不可欠なものですが、摂りすぎると高血圧を引き起こします。最近、子どもでも高血圧になるケースがありますが、ナトリウムの摂りすぎが一因と考えられています。

ですから、お子さんが「ポテトチップスを食べたい」といった時には、**添加物やナトリウムの少ないうすしお味がいい**でしょう。それを「おいしくない」と言って食べないときは、通常ののり塩味を少しずつ食べさせるのがよいでしょう。

12

においのきついグミ、合成甘味料の添加されたグミは避けよう。子どもが「食べたい」という時は、[ピュレグミ]を

においのきつい製品は避けよう

「グミは歯ごたえがあって好き」という子どもが多いと思います。子どもばかりでなく、大人でも「好き」という人は少なくないでしょう。

グミはゼラチンをベースに作られたものです。ゼラチンは、たんぱく質の一種のコラーゲンを少しだけ分解したもので、それを水あめなどと混ぜて、グミ特有の弾力性

を出しているのです。

グミといえば、明治の［果汁グミ］が代表的で、とくにぶどう味が一番知られていますが、封を切ると、**プーンと鼻を突く人工的なにおい**が漂ってきます。ぶどうのにおいに似ていますが、**接着剤が混じったような微妙なにおい**です。以前、「子どもが果汁グミを食べたら、**おしっこがにおった**」というお母さんの話を聞いたことがあります。香料が分解されずに、尿に混じってしまうようです。

香料は、合成が約150品目、天然が約600品目もあって、合成香料の中には毒性の強いものがあります。しかし、「**香料**」としか表示されないため、**具体的に何が使われているのかわかりません**。

また、刺激性の強い香料の場合、人によっては気分が悪くなることがあります。ですから、**鼻を突くような刺激的なにおいのする製品は、食べないようにしたほうがよい**でしょう。

合成甘味料入りもやめたほうがよい

グミの中には、合成甘味料を添加したものがあるので注意してください。たとえば、［三ツ矢サイダーグミ］（アサヒフードアンドヘルスケア）の原材料は、「水飴、砂糖調整品、ゼラチン、砂糖、オブラート、甘味料（ソルビトール、アセスルファムK、スクラロース）、酸味料、乳酸カルシウム、香料、安定剤（微結晶セルロース）、光沢剤、増粘剤（アラビアガム）、乳化剤」で、甘味料以降が添加物です。

ソルビトールは、もともと果実や海藻などに含まれている甘味成分なので、安全性に問題はありません。しかし、**アセスルファムKとスクラロースは、自然界に存在しない化学合成物質であり、動物実験の結果からも、危険性**のあるものです。ですから、こうした製品は子どもに食べさせないようにしたほうがよいのです。

それでもお子さんが「どうしてもグミを食べたい」と言った時には、**カンロの［ピュレグミ］**を買ってあげたらいいでしょう。なぜなら、**グミの中では添加物が少なく、香料も刺激性が弱く、合成甘味料も使われていない**からです。

添加物が少なく、においのおだやかな製品を

［ピュレグミ］のグレープ味の場合、原材料は、「砂糖、水飴、ゼラチン、濃縮ぶどう果汁、コラーゲンペプチド、酸味料、増粘剤（ペクチン）、炭酸カルシウム、香料、着色料（野菜色素、クチナシ）、ビタミンC」で、添加物は酸味料以降です。合成甘味料は使われていません。また、香料が使われていますが、においは穏やかなので、気分が悪くなるということはないでしょう。

このほか、**増粘剤のペクチンは、りんごやサトウダイコンなどから得られた多糖類で、安全性に問題はありません。野菜色素は、**トマトやビート（砂糖大根）、ムラサキイモなどの植物から抽出された色素です。いずれも**食用として利用されている植物から抽出された色素なので、安全性に問題はない**と考えられます。

13

「アクエリアス」や「ポカリスエット イオンウォーター」は飲ませないほうがよい。「ポカリスエット」と「グリーンダ・カ・ラ」はいいが、水代わりはNG

スクラロースが添加されたスポーツドリンク

スポーツドリンクを飲みたがる子どもは多いようです。とくにスポーツの後や風呂上がりなどに。また、夏場には熱中症対策で飲んでいる子も多いようです。

いずれの製品も、水にナトリウムやマグネシウムなどのミネラルや糖分を溶かしたものですが、「アクエリアス」(コカ・コーラカスタマーマーケティング)と「ポカリ

スエット　イオンウォーター」（大塚製薬）には、合成甘味料のスクラロースが添加されているので、子どもに飲ませるのはやめたほうがよいでしょう。

スクラロースは、悪名高い有機塩素化合物の一種で、ラットを使った実験では、免疫力を低下させることが示唆されています。また、妊娠したウサギに投与した実験では、死亡や流産が一部で見られました。さらに、脳にまで入り込むことがわかっています。ですから、スクラロースが添加された食品は、摂取しないほうが賢明なのです。

スクラロースを含まない製品

一方、「ポカリスエット」や「グリーンダ・カ・ラ」（サントリーフーズ）には、スクラロースなどの合成甘味料は添加されておらず、その他の危険性のある添加物も使われていません。したがって、お子さんが「スポーツドリンクを飲みたい」という時は、これらを飲ませるようにしたらよいでしょう。ただし、スポーツドリンクを水代わりに飲ませるのはやめてください。糖分が含まれているため、カロリーの摂りすぎにつながるからです。

ところで、水分とミネラルを補給できることをウリにしているスポーツドリンクですが、実際に含まれているミネラルの量は意外に少ないのです。［ポカリスエット］の場合、ナトリウム、カリウム、カルシウム、マグネシウムの四つのミネラルが含まれています。

しかし、カルシウムの一日所要量（健康の維持・増進のために標準となる摂取量）は600mgですが、1本（500ml）に含まれるカルシウムは10mgにすぎません。ですから、1本飲んでもカルシウムの補給にはほとんど役にたちません。また、マグネシウムの所要量は1日に約300mgですが、1本に含まれるマグネシウムは3mgにすぎません。

含有ミネラルは少ない

カリウムについては、日本人は通常の食品から十分に摂取しているので、あえてスポーツドリンクで摂取する必要はありません。ナトリウムも、日本人は摂りすぎの傾向にあるので、これもあえて摂る必要はありません。

熱中症対策には、水とナトリウムを摂ることが有効とされているので、スポーツドリンクを飲むのも一つの方法ですが、食塩を含むものを食べて、水を飲むようにすれば同じ予防効果があるでしょう。

「グリーンダ・カ・ラ」の場合、グレープフルーツやはちみつなど自然な素材を原料に使うことで、ミネラルを補給しようというものです。しかし、1本（500ml）にカルシウムは1～5mg、マグネシウムは1～5mgしか含まれていません。これでは1本飲んでも、ミネラルの補給という点では、ほとんど意味がないことになります。

結局、スポーツドリンクに含まれるミネラルは限られており、量も少ないので、十分なミネラル補給は難しいようです。ミネラルを補給するためには、それを含む食べ物をしっかり食べなければならないでしょう。

第2章　自身と夫（妻）を守る食生活

14

コンビニおにぎりを食べるなら、添加物の少ない紅しゃけ（しゃけ）か梅がいい。明太子やたらこはやめたほうがよい

添加物の少ない紅しゃけ（しゃけ）

外出してお腹が空いた時にコンビニおにぎりを食べている人は少なくないと思いますが、添加物の多い製品が多いので注意が必要です。そんな中で、比較的安心して食べられるのが、紅しゃけ（しゃけ）おにぎりです。というのも、危険な添加物が使われておらず、数も3品目～5品目と少ないからです。

たとえば、セブン-イレブンの**［紅しゃけ］**の原材料は、「塩飯（国産米使用）、紅鮭ほぐし身、海苔、pH調整剤、グリシン、調味料（アミノ酸）」で、添加物はpH調整剤以降の3種類です。

pH調整剤は、酸性度とアルカリ度を調整するほか、保存性を高める働きもあります。クエン酸やリン酸などの酸が多く、全部で30品目程度あります。酸味料として使われるものも多く、毒性の強いものは見当たりません。ただし、どれが使われても「pH調整剤」という一括名しか表示されません。

グリシンは、アミノ酸の一種で、食べ物に含まれており、とくに魚介類に多く含まれています。化学的に合成することが可能となっており、それが添加物として使われています。うま味を増すとともに保存性を高める働きもあります。

このほか、ローソンの［紅さけ］の原材料は、「塩飯、紅鮭フレーク、海苔、塩、調味料（アミノ酸等）、pH調整剤、グリシン、炭酸Mg、（原材料の一部に小麦、大豆を含む）」で、同様にpH調整剤、グリシン、調味料（アミノ酸等）のほか、炭酸Mg（マグネシウム）が使われています。**炭酸Mg**は、制酸薬としても使われており、毒性はほとんどないと考えられています。

梅おにぎりも添加物は少ないほう

梅干しの入ったコンビニおにぎりも、添加物は少ないほうです。セブン‐イレブンの［紀州南高梅］の原材料は、「塩飯（国産米使用）、調味梅干、海苔、増粘剤（加工澱粉、増粘多糖類）、V・B1、野菜色素」。添加物は増粘剤以降で、4種類です。

加工澱粉は、デンプンに化学処理を施し、酸化デンプンや酢酸デンプンなどに変えたもので、全部で11品目あります。内閣府の食品安全委員会は、「添加物として適切に使用される場合、安全性に懸念がないと考えられる」という見解を示しています。デンプンを基に作っているので、「安全性は高い」と判断しているようです。しかし、**発がん性や生殖毒性**に関して試験データのない品目もあるので、安全性が十分に確認されているとはいえません。

増粘多糖類は、植物や海藻、細菌などから抽出された粘性のある多糖類で、キサンタンガム、カラギーナン、グァーガムなど30品目程度あります。基本的にはぶどう糖がたくさん結合した多糖類なので、**それほど毒性の強いものはありませんが、いくつか安全性に不安を感じるものもあります。**1品目を使った場合は具体名が表示されますが、2品目以上使った場合は、「増粘多糖類」としか表示されません。

野菜色素には、アカビート色素、タマネギ色素、ムラサキイモ色素などがありますが、その由来から、**安全性に問題はないと考えられます。**

ただし、梅おにぎりでも、製品によっては添加物が多いものもあります。ファミリーマートの［紀州南高梅］の場合、加工澱粉や増粘多糖類、調味料（アミノ酸等）など全部で9種類の添加物が使われています。したがって、表示をよく見て、添加物の少ない製品を買うようにしたほうがよいでしょう。

問題の多い明太子とたらこ

一方で、**明太子やたらこのおにぎり**には、**発色剤の亜硝酸Naが添加されているので、食べないほうが無難**です。**亜硝酸Naは毒性が強い**うえ、**魚卵に多く含まれているアミンと反応して、発がん性のあるニトロソアミン類に変化**することがあるからです。

明太子やたらこは、いろいろと問題の多い製品なのですが、とくに**毎日食べていると、胃がんになる確率が高まる**という問題があります。これについては、126ページで詳しく述べますが、国立がん研究センターの研究者が、約2万人を対象に行なった疫学調査で、明太子やたらこなどの塩蔵魚卵を「ほとんど食べない」という人に比べて、「ほとんど毎日食べている」という人は、胃がんなる割合が2・44倍も高かったのです。

つまり、明太子やたらこの入ったおにぎりを毎日食べていると、胃がんになる確率が高くなるということなのです。ですから、おススメできないのです。

15

インスタントラーメンを食べるなら、「マルちゃん正麺　塩味」や「サッポロ一番頂　しお味」などのノンフライタイプの塩味にしよう。めんを油で揚げている製品はやめたほうがよい

油揚げめんとノンフライめん

「インスタントラーメンは体によくない」とは思いつつも、忙しかったり、料理を作るのが大変だったりということで、食べざるを得ない人もいるでしょう。それでも、できるだけ体に悪くないインスタントラーメンを選びたいものです。

現在、**インスタントラーメンは、大きく二つに分けることができます**。一つは、

「チキンラーメン」（日清食品）や「サッポロ一番」（サンヨー食品）、「明星チャルメラ」（明星食品）などの**油揚げめんタイプ**と、「マルちゃん正麺」（東洋水産）、「日清ラ王」（日清食品）、「サッポロ一番頂」（サンヨー食品）の**ノンフライめんタイプ**です。最近では、ノンフライめんタイプが主流になっている観があります。その流れを作ったのは、「マルちゃん正麺」です。

俳優・役所公司の「うまい、嘘だと思ったら、食べてください」というテレビCMで大ヒットした「マルちゃん正麺」。生めんのような味わいをアピールし、それが消費者に受け入れられました。そのヒットに刺激されて、「日清ラ王」が、そして、「サッポロ一番頂」が次々に発売されました。

食べ続けても大丈夫？

これらのインスタントラーメンの最大の特徴は、麺を油で揚げていないことです。従来の「チキンラーメン」や「サッポロ一番塩らーめん」などは、油で麺を揚げているため、油臭さが強く、また脂肪が酸化して、有害な過酸化脂質が多くできているという問題がありました。油は加熱されると酸化しやすく、過酸化脂質ができやすくなるからです。

過酸化脂質は有害で、**ラットに投与した実験では、成長を悪くする**ことが確認され、**多量に与えると死んでしまい**ます。人間も、胃もたれや腹痛、下痢などを起こすことがあります。

ところで、**これらのノンフライめんの製品を食べ続けた場合、体に悪影響はないのでしょうか？**　まずいえるのは、従来の油で麺を揚げた製品に比べれば、過酸化脂質の量が少ないので、胃や腸などへの悪影響は少ないということです。ただし、「マルちゃん正麺」と「日清ラ王」は、**麺に植物油脂が練り込まれているため、過酸化脂質が多少できて**います。一方、「サッポロ一番頂」の場合、麺の原材料は「小麦粉、食塩」で**植物油脂が使われていないため、過酸化脂質ができることはなく**、本来の生めんに近いものになっています。

カラメル色素が使われている

ただし、問題なのは、**いずれの製品も食品添加物が9種類から14種類程度と多く使われていることです。とくに問題なのは、しょうゆ味やみそ味に使われて**います。**カラメル色素**です。カラメル色素は、いずれの製品でも、スープを褐色にするために必要なのでしょう。一方、塩味にはいずれも使われていません。

カラメル色素は、カラメルⅠ〜Ⅳの4種類がありますが、カラメルⅢとⅣには、4－メチルイミダゾールという発がん性物質が含まれています。原料に糖類のほかにアンモニウム化合物が含まれているため、色素を作る際の熱処理の過程でそれが変化して、副産物として生成されてしまうのです。しかし、「カラメル色素」としか表示されないため、4種類のうちどれが使われているのかわかりません。

一般に**カラメル色素はⅢとⅣが多く使われる傾向**にあり、コーラに使われているのはⅢかⅣであるため、**4－メチルイミダゾールが含まれて**います。高級インスタントラーメンのしょうゆ味やみそ味の場合も、ⅢあるいはⅣが使われている可能性がありますす。そうなると、4－メチルイミダゾールを摂取することになります。

クチナシ色素やかんすいは安全か

次にめんを黄色に着色しているクチナシ色素も、気になる添加物です。クチナシの実から抽出された黄色い色素ですが、ラットに体重1kgあたり0・8〜5gを経口投与した実験では、下痢が見られ、また肝臓の出血と肝細胞の壊死が認められました。ただし、この投与量は体重が50kgの成人に単純換算すると、40〜250gという大量になるため、麺に少量添加された場合、同様な毒性が現れるのかは不明です。なお、「日清ラ王」の場合、カロチノイド色素と書かれていますが、これはクチナシ色素と考えられます。

このほか、かんすいは、ラーメン独特の風味や色合いを出すために添加されているもので、炭酸ナトリウムや炭酸カリウムなど16品目のうちから1品目以上が使われます。全般的に毒性は低いのですが、多量に摂取した場合、胸やけを起こすことがあります。

また、増粘多糖類は、樹木の分泌液やマメ科植物、海藻、細菌などから抽出された多糖類で、粘性やとろみをもたせるために使われます。30品目程度あり、中には安全性の疑わしいものもありますが、2品目以上使っている場合、「増粘多糖類」としか表示されません。

塩味がおススメ

以上のように、いずれの製品も問題を抱えていますが、**塩味はカラメル色素を含んでいないため、リスクは低い**といえます。ですから、食べるなら「マルちゃん正麺塩味」や「日清ラ王　塩」、「サッポロ一番　しお味」がいいでしょう。

とくに「サッポロ一番頂　しお味」は添加物が9種類と少ないほうで、麺に植物油脂が使われていないため、過酸化脂質もできにくいので、体に悪影響の少ない製品といえるでしょう。

とはいえ、どの製品も添加物が胃や腸の粘膜を刺激する可能性があります。毎日食べ続けることはやめたほうがよさそうです。

16

牛丼を食べるなら、化学調味料や合成保存料を使っていない【松屋】が安心できる。【吉野家】と【すき家】は何を使っているか教えてくれない

企業秘密を盾に原材料を教えない

昼食は、会社の近くの牛丼店で食べるという人は少なくないでしょう。あるいは何かの用事で外出した際に、お腹が空いた時には牛丼店に入るという人もいるでしょう。

牛丼といえば、吉野家、松屋、すき家の御三家の独占状態といえます。

牛丼をよく食べている人の中には、「吉野家の味が好き」という人が多いですが、

私はおススメできません。なぜなら、牛丼のたれ（つゆ）にどんな原材料が使われているのかわからないからです。吉野家に牛丼の原材料について問い合わせたことがあるのですが、「原材料につきましては、牛肉、玉ねぎ、たれでございますが、大変申し訳ございませんが、たれの材料につきましては、企業秘密でございますので、詳細は公表しておりません」とのことで、たれについては一切教えてもらえませんでした。もちろん同社のホームページでも公開されていません。これは今も変わりません。

誰しも自分が食べているものが、どんなもので作られているのか知りたいものですし、それを知るのは消費者の当然の権利です。今は情報公開が進んでいる時代ですから、マクドナルドやモスバーガーなどのファストフードでも、問い合わせれば原材料を教えてくれます。それに比べると、いかにも傲慢で消費者を無視した姿勢といえます。

ちなみに、**添付の紅ショウガ**の小袋には、「原材料名：しょうが、漬け原材料（梅酢、食塩、醸造酢）、酸味料、調味料（アミノ酸）、保存料（ソルビン酸K）、着色料（赤102）」とあります。合成着色料の赤色102号が使われていることがわかります。**赤色102号は自然界に存在しない化学合成物質で、皮膚科医の間では、蕁麻疹を起こす添加物として警戒されているもの**です。また**発がん性**も疑われています。

こうした着色料を平気で使っているところに、その企業姿勢が垣間見えます。

化学調味料などの添加物を使わず

一方、松屋の場合、できるだけ添加物は使わないという方針でメニューを作っています。松屋のお店に入ると、ポスターには牛めしについて、「『化学調味料』『人工甘味料』『合成着色料』『合成保存料』不使用」とはっきり書かれています。また、松屋のホームページにも同じことが書かれています。これだけ大々的に宣伝しているのですから、嘘ではないのでしょう。もし事実でないとすると、景品表示法違反などで会社が摘発されることになるでしょうから。

私は何度も松屋の［牛めし］を食べたことがありますが、調味料のL－グルタミン酸Naの味はしませんし、口内や胃に添加物の刺激を感じることもありませんでした。ただし、気になるのはこれら以外の添加物が使われていないのか、ということです。

そこで**松屋に問い合わせたところ**、「**牛めしの原材料は、牛肉、たまねぎ、ご飯、それから**たれを使っています。ポスターにあるように**化学調味料、人工甘味料、合成着色料、合成保存料は一切使っていません。そのほかの合成添加物や天然添加物も使っていません**」とのことでした。なお、牛めしに付く紅ショウガの袋には、「原材料名：しょうが、漬け込み原材料（食塩、醸造酢）、酸味料、調味料（アミノ酸等）、赤大根色素、保存料（ソルビン酸K）」とあります。できれば保存料は使わないようにしてもらいたいものです。

消費者軽視の態度が垣間見える

では、もう一つの御三家・すき家はどうでしょうか？　牛丼業界第一位の売り上げを誇るすき家。吉野家や松屋とは違う牛肉の質、味付けをしていますが、その原材料についてすき家に問い合わせると、「小麦、牛肉、大豆、りんご、ゼラチンが使われています。添加物については、非公開になっていますので、教えることはできません」といいます。つまり、吉野家と同じということです。これが、牛丼業界の体質ということなのでしょうか。ちなみに、**紅ショウガ**の袋には、「原材料名　しょうが、漬け原材料（食塩、醸造酢）、酸味料、ダイコン色素、保存料（ソルビン酸K）」とあります。

すき家も情報公開という点では、かなり遅れているようです。公開すると、他の業者に味を盗まれるという心配もあるのかもしれませんが、コンビニやスーパーなどで売られている食品は、すべて原材料が表示され、そのうえで各企業は競争しているのですから、牛丼の場合も、同様に公開は可能なはずです。にもかかわらず、それを行なわないのは、消費者軽視ととられても仕方がないでしょう。

17

居酒屋、寿司店、レストランでは、キスのてんぷらやエビ、カレイの煮つけ、焼きガニ、パエリアなどに注意。[カビキラー]や[ハイター]の主成分が使われていることがある

「塩素っぽい」味に要注意

居酒屋で「一杯やる」という人はとても多いと思いますが、その際に変な味のする肴（料理）を食べたという経験はないでしょうか？ 単に「まずい」ということではなく、薬っぽいような、酸っぱいような、食べ物本来の味ではない、変な味です。とくにキスの天ぷらや茹でエビ、焼きガニ、カレイの煮つけなど。

それらを食べて**変な味**がしたら、**殺菌料の次亜塩素酸ナトリウム**が付着している可能性があります。次亜塩素酸ナトリウムは、**プールの消毒薬**として使われているものであり、**［カビキラー］（ジョンソン）や［ハイター］（花王）の主成分**でもあります。

実は私もこうした「まずい」料理を何度も口にしたことがあります。私は千葉県北部の小さな町に住んでいますが、家の近くの大手居酒屋チェーンのお店に入った時のことでした。メニューに焼きガニがあったので、それを頼んだのですが、出された瞬間から消毒薬の臭いがプンプン漂っていました。殺菌料の次亜塩素酸ナトリウムの臭いに間違いありませんでした。

試しにそのカニを口に入れてみると、やはり次亜塩素酸ナトリウムの味がしました。塩素っぽい、ちょっと酸っぱいような味です。私は店長を呼んで、次亜塩素酸ナトリウムが残っていることを指摘しました。店長はそれを認めて、何度も謝っていました。もちろんお金はとりませんでした。

その店はいちおう板前はいたのですが、食材は本部のほうから決まったものが入ってくるので、そんなカニが出されてしまったのでしょう。こうしたカニなら、殺菌されているためなかなか腐らないので、長期間使うことができるわけです。また、菌の繁殖を抑えるため、食中毒を防ぐこともできます。

最も毒性の強い食品添加物

次亜塩素酸ナトリウムは、食品添加物の一つですが、**最も急性毒性の強い添加物**なのです。マウスを使った実験では、その半数を死亡させる量が体重1kgあたり0・012gというデータがあります。ヒト推定致死量は、わずか茶さじ一杯です。次亜塩素酸ナトリウムを0・25％以上の濃度で混ぜた飲料水をラットに2週間続けて飲ませた実験では、著しい体重減少が認められました。おそらく胃や腸が荒れて、食欲不振や消化不良に陥ったのでしょう。人間が食べ物と一緒に摂取した場合も、**食道や胃や腸などの粘膜が傷つく**ことは間違いないでしょう。

このほか、人間の場合、次亜塩素酸ナトリウムを常用する洗濯業者に皮膚炎が見られたとの報告があります。皮膚の細胞を破壊したためと考えられます。

最近、**食材の腐敗防止や食中毒防止の目的で、次亜塩素酸ナトリウムが乱用されて**

いる観があります。**居酒屋の焼きガニやキスの天ぷら、カレイの煮つけ、寿司店のエビ、回転ずしのあわび、**さらに**焼きそばやラーメンの麺に使われていることもあります。**

レストランやスーパーでも使われている

また、レストランの食材に使われていることもあります。東京都内にあるスペイン料理店に編集者と一緒に入った時のことでした。最後にパエリアを頼んだのですが、出てきた料理にビックリ。**塩素臭がプンプン**漂っているのです。パエリアは、ムール貝などの魚介類を使いますが、それらは腐敗しやすいので、おそらく次亜塩素酸ナトリウムの溶液に丸ごと浸していたのだと思います。

私は編集者に「これは臭いので食べないほうがいいですよ」と言ったのですが、相手は「いつもこんな感じですよ」と言って、一人で全部食べてしまいました。つまり、**意識していないと、次亜塩素酸ナトリウムが使われていてもわからない**のです。

このほか、高級レストランの料理に使われているエビにも、次亜塩素酸ナトリウムが残っているケースがあります。仕入れたエビにすでに使われてしまっているからです。

次亜塩素酸ナトリウムは、スーパーマーケットでも使われています。肉売り場や魚売り場の前を通った時、プーンと鼻を突くにおいがすることがあると思います。その奥では、肉の塊りを切ったり、魚を切り身にしてパック詰めする作業が行われていますが、**まな板や包丁などの調理器具を次亜塩素酸ナトリウムで消毒**しているため、そのにおいが売り場まで漂ってくるのです。場合によっては、**製品に次亜塩素酸ナトリウムが付着していること**があります。

次亜塩素酸Na入り食品は拒否しよう

以前家の近くのスーパーマーケットで、トレイに載ったイカの握り寿司を買ってきて食べました。すると、例の嫌な味がしたのです。そこで、そのスーパーに電話すると、寿司を作った担当者が出てきて、まな板や包丁などの消毒に次亜塩素酸ナトリウムを使っていて、「それがイカに付いてしまったのでしょう。申し訳ありません」と言って謝っていました。

調理器具を消毒した後に水でよく洗い流さないと、次亜塩素酸ナトリウムが残ってしまい、それで調理した刺身や寿司、食肉などに残留してしまうことがあるのです。

次亜塩素酸ナトリウムは、前述のように**ひじょうに毒性の強い添加物**なので、それを摂取した場合、**胃の粘膜が荒れる**と考えられます。それが続くと、**粘膜を修復するために細胞が再生されますが**、その際に**何らかの発がん性物質が作用すれば、胃がんになる確率が高まる**ことになります。

それになんといっても、次亜塩素酸ナトリウムが残っている食べ物はまずいのです。**居酒屋や寿司店、レストランなどで、薬っぽいような、塩素っぽいような、ちょっと酸っぱいような変な味のする料理が出てきたら、食べないほうがよい**でしょう。もしできたら店の人にそのことを言って、注意したほうがよいでしょう。そうしないと、次亜塩素酸ナトリウムがさらに乱用されて、まずくて危険な料理がどんどん増えてしまいそうです。

18

微糖の缶コーヒーを飲むのはやめよう。飲むなら、［ボス無糖・ブラック］か［UCCブラック無糖］（ユーシーシー上島珈琲）がよい

なぜ、微糖なのか

最近、肥満気味の人が多いためか、次々に微糖の缶コーヒーが売り出されています。「糖分が少ないので体にいいだろう」と思って飲んでいる人も多いと思いますが、**なぜ微糖なのか**ご存知でしょうか？　実は**砂糖の代わりに合成甘味料**が使われているのです。そのため「微糖」であり、カロリーも少ないのです。

たとえば、［ワンダ　金の微糖］（アサヒ飲料）の原材料は、「牛乳、コーヒー、砂糖、全粉乳、デキストリン、カゼインNa、乳化剤、香料、酸化防止剤（ビタミンC）、甘味料（アセスルファムK、スクラロース）」です。カゼインNa以降が添加物で、合成甘味料のアセスルファムKとスクラロースが添加されています。

また、［ファイア　挽きたて微糖］（キリンビバレッジ）の原材料は、「牛乳、コーヒー、砂糖、全粉乳、脱脂粉乳、デキストリン、乳化剤、カゼインNa、香料、甘味料（アセスルファムK、スクラロース）」。乳化剤以降が添加物で、やはりアセスルファムKとスクラロースが添加されています。

不安な合成甘味料

アセスルファムKは、自然界に存在しない化学合成物質で、砂糖の約200倍の甘味があります。イヌにアセスルファムKを0・3%および3%含むえさを2年間食べさせた実験では、0・3%群で**リンパ球の減少**が、3%群では**GPT（肝臓障害の際に増える）の増加とリンパ球の減少**が認められました。

つまり、**肝臓に対するダメージや免疫力の低下**が心配されるのです。また、妊娠したネズミを使った**実験では、胎児に移行**することがわかっています。

スクラロースは有機塩素化合物の一種で、**砂糖の約600倍の甘味**があります。妊娠したウサギに体重1kgあたり0・7gのスクラロースを強制的に食べさせた実験では、**下痢**を起こして、それにともなう**体重減少**が見られ、**死亡や流産**が一部で見られています。

また、5%を含むえさをラットに食べさせた実験では、**胸腺や脾臓のリンパ組織の萎縮**が認められました。これは、**免疫力を低下させる可能性**があるということです。さらに、**脳にまで入り込む**ことがわかっているのです。

したがって、**アセスルファムKやスクラロースを添加された飲み物は飲まないほうがよい**のです。

デキストリン、カゼインNaとは？

なお、デキストリンは、ぶどう糖がいくつも結合した状態のものです。食品の粘度の調整などの目的で使われています。工業的には、**デンプンを酵素によって分解することで製造**されています。その由来から、食品として扱われており、**安全性に問題はありません。**

添加物の**カゼインNa**は、**牛乳に含まれるたんぱく質の一種のカゼインにNa（ナトリウム）を結合させたもの**です。ですから、毒性は弱いはずなのですが、動物に体重1kgあたり5日間連続で0・4〜0・5gを口から与えると、中毒を起こしてその半数が死亡しました。**ナトリウムが毒性を強めているよう**です。ただし、その由来から、添加物として微量使われている分には、それほど問題はないと考えられます。

乳化剤は、水と油を混じりやすくするもので、合成添加物の乳化剤は全部で11品目あります。そのうち5品目は食品に含まれているか、それに近いものなので**安全性に問題はありません**。しかし、残りの6品目については、**安全性に不確かな面があります。**

香料無添加のブラックがおススメ

「缶コーヒーを飲みたい」という人には、**無糖・ブラックをおススメ**します。「ボス無糖・ブラック」（サントリーフーズ）は、香料などの添加物も使われていないので、安心して飲むことができます。［UCCブラック無糖］（ユーシーシー上島珈琲）も同様に無添加です。

ほかにも「無糖ブラック」と銘うった缶コーヒーはありますが、実は**香料が添加されたものが少なくない**のです。そうした製品は、人工的なにおいがして、コーヒー本来の味が失われています。

香料は合成のものだけで150品目程度、天然のものは600品目程度あり、いくつも混ぜ合わせてコーヒーなどの香りが作られています。しかし、「香料」としか表示されないので、何が使われているかわかりません。**香料のなかには、毒性の強いものがあり、不安な面**があります。ですから、香料入りの製品はなるべく避けたほうがよいのです。

19

野菜ジュースを飲むなら、香料無添加の「1日分の野菜」か「野菜一日これ一本」がいい。香料が添加された野菜ジュースは、かおりも味も不自然なので、やめたほうがよい

香料が添加されていない

現代人は野菜が不足しているといわれています。インスタント食品やお菓子、パン、ファストフードなどを食べる機会が多いため、どうしても野菜を食べることが減ってしまいます。その結果、野菜に含まれるミネラル類、ビタミン類、食物繊維を十分に摂取することが難しくなっているのです。

そこで、野菜に含まれるそれらの栄養素を手軽に摂取できるということで売り出されているのが、野菜ジュースです。コンビニやスーパーなどには、各メーカーの各種の野菜ジュースがズラッと並んでいます。

そんな中でおススメなのが、［1日分の野菜］（伊藤園）です。なぜなら、必要な栄養素を十分含んでおり、香料などの余計な添加物を含んでいないからです。

この製品には、にんじんやトマト、モロヘイヤ、レタス、セロリなど、実に30種類もの野菜のしぼり汁が含まれています。しかも、350g分の野菜が使用されているといいます。厚生労働省では、「健康日本21」の中で、成人が1日に摂る野菜の目標値を350g以上としています。それと同じ量の野菜を使っているということです。

ビタミンCやカルシウムを強化

そのため、さまざまな栄養成分を含んでいます。たんぱく質、糖質、食物繊維、各種のビタミン類とミネラル類。さらに、加工の際に失われるビタミンCを補い、また不足しがちなカルシウムも、乳酸カルシウムによって補っています。さらにマグネシウムを補給するため、塩化マグネシウムを添加しています。これらはいずれも添加物ですが、栄養強化剤であり、安全性は高いものなので心配いりません。

砂糖も食塩も使っていないので、1本（200ml）あたりエネルギーは73kcalと低く、食塩相当量も0・056〜0・56gです。

一方、「1日分の野菜」と同様な製品に「野菜一日これ一本」（カゴメ）があります。この製品にも、30種類の野菜の汁が入っており、「ぎゅっと野菜350g分使用」と大きく表示されています。「1日分の野菜」と同様に、厚生労働省が示した1日の野菜の摂取目標値350g分の野菜を使っていることを強調しているのです。また、「野菜汁100％」「食塩・砂糖無添加」とあり、香料などの添加物も使われていません。

香料添加の製品もある

「1日分の野菜」との違いは、ビタミンCや乳酸カルシウムなどの栄養強化剤を添加していないことです。添加物を使わずに、野菜汁だけで栄養を補給するという考え方なのだと思いますが、ビタミンCは熱に弱いため製造過程で壊れてしまうので、ほとんど含まれていません。カルシウムとマグネシウムも、［1日分の野菜］に比べると、少なくなっています。

このほかにも、様々な野菜ジュースの製品が出ていますが、**香料が添加されたものがあるので注意**してください。たとえば、［充実野菜］（伊藤園）には、香料が入っています。野菜のほかに、りんごやぶどう、オレンジなどの果物の汁が使われていますが、果物は濃縮還元（果汁や野菜汁の水分を蒸発させて濃縮して保管し、必要に応じて水分を加えて元の状態に戻すこと）によって香りが失われてしまいます。それを補うために**香料**が添加されているのです。そのため、**甘ったるい不自然なにおい**になっており、味もそれによって不自然なものになっています。**野菜ジュースを買う際には、原材料をよく見て、香料が含まれてない製品を買うように**したほうがよいと思います。

20

栄養ドリンクには、合成保存料が入っているので、毎日飲まないほうがよい。ただし、「オロナミンC」や「デカビタC」には使われていない

栄養ドリンクに添加されている毒性物質

旦那さんに「頑張って」と言って、栄養ドリンクを渡している奥さんもいると思います。また、ご自身が元気を出したい時や疲れた時などに飲んでいる人もいると思います。コンビニやドラッグストアなどには、「タフマン」（ヤクルト）や「リポビタンD」（大正製薬）、「エスカップ」（エスエス製薬）などいろいろ売られていますが、毎

日飲むのはやめたほうがよさそうです。なぜなら**合成保存料の安息香酸Na**が添加されているからです。

栄養ドリンクには、糖分やたんぱく質、ビタミン類などが含まれていますが、いずれも腐りやすいものです。たいてい瓶詰で密閉性は高いのですが、完全に腐敗を防ぐことはできないようです。そこで、安息香酸Naを添加しているのです。

しかし、安息香酸Naは、毒性が強いのです。**安息香酸Naを5%含むえさでラットを4週間飼育した実験**では、**すべてが過敏状態、尿失禁、けいれんなどを起こして死亡**してしまったのです。ですから、人間も一定量以上摂取すると中毒を起こす可能性があります。そこで、添加できる量が制限されていて、原料1kg当たり0・6g（安息香酸として）、すなわち0・06%以下です。しかし、この量でも毎日摂取した場合、胃や腸などの細胞に何も悪影響がないのか懸念されるのです。

発がん性物質に変化することも

さらに**安息香酸Naは、ビタミンCと反応して、人間に白血病を起こすことが明ら**

かになっているベンゼンに変化するという問題があります。実際に2003年にイギリスで、安息香酸（安息香酸Naは、安息香酸にNa＝ナトリウムを結合させたもの）とビタミンCが添加された飲料からベンゼンが検出されたため、製品を回収するという騒ぎがありました。

これがきっかけとなり、日本の清涼飲料水もベンゼンを含んでいるのではないかということが問題になりました。そして、消費者団体の日本消費者連盟が市販の飲料を調べたところ、再春館薬品の［絶倫ゴールド］と［絶倫帝王］から、1リットルあたり7・4マイクログラム、同1・3マイクログラムのベンゼンが検出されました。添加されていた安息香酸Naが変化したものと考えられます。

実は**安息香酸Naとベンゼンは、化学構造が似ている**のです。ベンゼン（化学でいうところのいわゆる亀の甲）に－COONaが結びついたのが、安息香酸Naなのです。ですから、何かが安息香酸Naに作用して、－COONaが取れてしまえば、ベンゼンになってしまうのです。

保存料を含まない栄養ドリンク

ところで、ベンゼンが人間に白血病を起こすことがわかったのは、20世紀前半のことです。靴製造の盛んだったイタリアでは、それに従事する人の間で白血病が多く発生しました。その原因として疑われたのが、にかわの溶剤として使われていたベンゼンでした。そして1928年、フランスの研究者が、ベンゼンによると思われる最初の白血病の報告を行ないました。その後、イタリアでは白血病の患者が多く発生し、その割合は諸外国に比べて数倍も高いものでした。靴工場では、にかわを扱う職場の空気中のベンゼンの濃度が200〜500ppm（ppmは100万分の1を表す濃度の単位）と高く、そこで働く人々が白血病になる確率は通常の人の20倍も高かったといいます。そのため、**ベンゼンが白血病を起こすことが確認された**のです。

なお、［オロナミンC］（大塚製薬）や［デカビタC］（サントリーフーズ）には、安息香酸Naなどの保存料は含まれていません。炭酸が含まれているので、それが保存性を高めているからです。栄養ドリンクを飲みたい時は、こちらの製品のほうがよいでしょう。

21

「肌がきれいになりたい」という人には、コラーゲンドリンクよりも、安くて安心できるゼラチンパウダーがおススメ

高くて、「まずい」

「しっとりすべすべの肌でいたい」というのは、女性みんなの願いだと思います。女性ばかりでなく、男性もできればそうありたいでしょう。そこで、注目されているのがコラーゲンで、それを含む製品がいろいろ売り出されています。

中でも人気があるのが**コラーゲンドリンク**で、コンビニやドラッグストアなどに

様々な製品がズラッと並んでいます。しかし、おススメできないのです。なぜなら、安全性の不確かな**合成甘味料が添加**されているうえ、値段も高いからです。それに、「まずい」という声もよく聞きます。

コラーゲンドリンクの代表格は、「資生堂　ザ・コラーゲン」（資生堂薬品）と言っていいでしょう。1本（50ml）あたりコラーゲンを1000mg含んでいます。原材料は、「エリスリトール、コラーゲンペプチド（魚由来）、還元麦芽糖水飴、コケモモ果汁、こんにゃく芋エキス、ローヤルゼリーエキス、アムラ果実エキス、オルニチン、GABA（γ-アミノ酪酸）、酸味料、V・C、香料、環状オリゴ糖、増粘多糖類、V・B_6、V・E、V・B_2、ヒアルロン酸、甘味料（アセスルファムK、スクラロース）、（原材料の一部にゼラチン、大豆を含む）」です。

合成甘味料が2種類も添加されている

この中で、コラーゲンペプチドとは、コラーゲンを分解したものです。また、ヒアルロン酸も含まれています。これは、皮膚に含まれる保湿成分で、1gで約6リットルの水を保持する能力があるとされています。ただし、**ヒアルロン酸は分子量が大きいため、そのまま吸収されることはありません。**また、**分解された成分が体内でヒアルロン酸の原料になるかどうかもわかりません。**

原材料で**問題なのは、合成甘味料のスクラロースとアセスルファムＫ（カリウム）**です。

これらについては、18の微糖缶コーヒーの項などで解説したように危険性がありますす。ですから、これらを含む飲料は飲まないほうが賢明です。

ちなみに、コラーゲンドリンクの「コラーゲンビューティ7000プラス」（ディーエイチシー）や「美チョコラコラーゲンジュレ」（エーザイ）などにもスクラロースとアセスルファムＫが添加されているので、おススメできません。

その代わりに**おススメ**したいのが、市販されている**ゼラチンパウダー**です。代表格は、「ゼライス」です。この製品は、ゼラチンパウダーの専門メーカーであるゼライス（宮城県多賀城市）が製造し、マルハニチロが販売しているものです。ちなみに、**ゼラチンとは、コラーゲンを少し分解した状態のもので、実質的にはコラーゲンと変**

わりません。

長く親しまれている［ゼライス］

［ゼライス］が発売されたのは、1953年（昭和28年）と古く、長年製造・販売が続けられ、多くの人に親しまれてきました。これだけ**長い間販売され続けているという**ことは、**製品の品質が安定**しており、また、**問題が発生していない**ということでしょう。

［ゼライス］の箱には、「『豚』由来コラーゲンたんぱく質食品」とあります。豚の皮や骨などのコラーゲンを原料に、アルカリ（消石灰）で処理されて、ゼラチンパウダーが作られています。中身は、1袋5gに小分けされています。5gのうち4600mg（4・6g）がたんぱく質＝コラーゲンで、その割合は92％に達します。

また、**［ゼライス］は無添加**なので、安心して食べることができます。添加物による口内や胃粘膜に対する刺激の心配もありません。値段は、7袋入りで200円前後です。また、14袋入りもあり、400円前後です。

「おいしく」コラーゲンを摂ろう

［ゼライス］でコーヒーゼリーやフルーツゼリーなどを作って食べれば、コラーゲンを「おいしく」摂取することができます。冬場は、ゼラチンパウダーをそのままみそ汁やカフェオレ、お茶、コーヒーなどに入れて摂取することができます。

安全で安くて、確実にコラーゲンを摂取することができます。ぜひ一度試してみてください。なお、コラーゲンや［ゼライス］についてもっと詳しく知りたい方は、**拙著『健康に長生きしたけりゃゼラチンを食べなさい』（青志社）**をご参照ください。

22

明太子やたらこ、いくらは頻繁に食べると、胃がんになる確率が2倍以上高まるので、あまり食べないほうがよい

胃がん発生率が2・44倍に

明太子やたらこをご飯と一緒に食べるのが好きという人は多いと思います。また、お酒のおつまみにしているという人もいるでしょう。しかし、頻繁に食べるのはやめたほうがよさそうです。なぜなら、胃がんになりやすくなってしまうからです。これは、国立がん研究センター「がん予防・検診研究センター」の津金昌一郎センター長

らが行なった疫学調査で明らかになったものです。

同センター長らは、**40～59歳の男性約2万人について、約10年間追跡調査**を行ないました。その結果、**食塩摂取量の多い男性ほど胃がんの発生リスクが高い**ことがわかり、**とくに明太子やたらこ、いくらなどの塩蔵魚卵を頻繁に食べている人ほど発生リスクが高い**ことがわかったのです。

この調査では、塩蔵魚卵を「ほとんど食べない」「週1～2日」「週3～4日」「ほとんど毎日」に分類しました。そして、それぞれのグループの胃がん発生率を調べたのです。その結果、「ほとんど食べない」人の胃がん発生率を1とすると、「週1～2日」が1・58倍、「週3～4日」が2・18倍、そして「ほとんど毎日」は2・44倍にも達していたのです。

胃に発がん性物質が作用

つまり、塩蔵魚卵をたくさん食べている人ほど発生率が高くなるという、比例関係になっていたのです。ですから、塩蔵魚卵が胃がんの発生率を高めているということは、ほぼ間違いないということなのです。

では、どうしてこんなことになってしまったのでしょうか？　その理由について、津金センター長は「塩分濃度の高い食品は粘液を溶かしてしまい、胃粘膜が強力な酸である胃液によるダメージをもろに受けます。その結果、胃の炎症が進み、ダメージを受けた胃の細胞は分裂しながら再生します。そこに、食べ物などと一緒に入ってきた発がん性物質が作用して、がん化しやすい環境を作るのではないかと推測されています」（津金昌一郎著『がんになる人　ならない人』講談社刊）と分析しています。

つまり、**明太子やたらこなどに含まれている食塩が胃を荒らして**しまい、それを修復するために、胃粘膜の細胞が分裂して再生されますが、その際に何らかの**発がん性物質が作用して、細胞ががん化**してしまうということなのです。

ニトロソアミン類とタール色素の影響

その**発がん性物質**として、まず考えられるのは、**ニトロソアミン類**です。明太子やたらこなどの**魚卵**には、**アミン**が多く含まれています。それと添加されている**発色剤**

の亜硝酸Naが化学反応を起こして、ニトロソアミン類ができると考えられます。それが細胞の遺伝子に影響して、突然変異が起こり、細胞ががん化する可能性があります。

もう一つは、赤色や黄色系のタール色素です。明太子やたらこなどには、**赤色102号、赤色106号、黄色4号、黄色5号などのタール色素**が使われていますが、いずれも発がん性が疑われているものです。したがって、それらも遺伝子に作用したと考えられます。

結局、明太子やたらこを食べると、まず**食塩によって胃粘膜が荒れて**しまい、それ**が再生する際にニトロソアミン類やタール色素が作用して、細胞のがん化が促進される**と考えられるのです。ですから、胃がんになりたくなかったら、それらを毎日食べるのはやめたほうがよいのです。

23

輸入のレモン、グレープフルーツ、オレンジは食べないほうがよい。発がん性や催奇形性のある防カビ剤が残留している可能性が高い

発がん性のあるOPP

スーパーに行くと、グレープフルーツ、レモン、オレンジ、スウィーティー（グレープフルーツとブンタンをかけ合わせたもの）が山のように積まれていますが、これらはほとんどが外国から輸入されたものです。主な生産国は、アメリカや南アフリカ、イスラエルなど。

これらの産地は、いずれも日本からは遠く離れています。したがって、それらの果実が船で運ばれてきた場合、日本に着くまでに数週間かかります。その間に、腐ったり、カビが生えたりということが起こります。それを防ぐために使われているのが、**防カビ剤のOPP（オルトフェニルフェノール）やOPP-Na、TBZ（チアベンダゾール）**などです。しかし、いずれも危険性の高いもので、**とくにOPPとOPP-Naには発がん性**が認められているのです。

OPPが食品添加物として認可されたのは、1977年のことです。その後、東京都立衛生研究所（現・東京健康安全研究センター）が、動物を使って、OPPの毒性を調べる実験を行ないました。その結果、**OPPを1・25％含むえさをラットに91週間食べさせたところ、83％という高い割合で膀胱がんが発生**したのです。さらに、**OPP-Naについても、0・5〜4％の濃度でえさに混ぜて、ラットに投与したところ、膀胱や腎臓に95％という高率でがんが発生**しました。つまり、OPPとOPP-Naに発がん性が認められたのです。

国民を犠牲にした厚生省

東京都立衛生研究所という公的機関が、ＯＰＰに発がん性があることを立証したのですから、本来なら国はそれを受け入れ、使用を禁止すべきです。ところが、当時の厚生省は、その実験結果を受け入れようとはしませんでした。「国の研究機関で追試を行なう」と言って、棚上げにしてしまったのです。そして、追試を行なった結果、がんの発生は認められなかったとして、結局、ＯＰＰの使用を禁止しませんでした。そのため、ＯＰＰはいまでもグレープフルーツやレモン、オレンジなどに使われているのです。

この当時、日本政府は、アメリカ政府との関係を良好に保つことのほうを選択したのでしょう。もし、ＯＰＰとＯＰＰ-Naを使用禁止にすれば、アメリカ側はかんきつ類を日本に輸出することが困難になり、貿易摩擦が発生し、アメリカ政府との関係が悪化するのは火を見るより明らかでした。それを日本政府は避けたかったのでしょう。しかし、その結果、私たち日本人がＯＰＰの脅威にさらされることになったのです。

妊産婦はとくに注意！

一方、**ＴＢＺ**は１９８７年に使用が認可されましたが、同研究所が、妊娠したマウスに対して**体重１kg当たり０・７〜２・４gを毎日経口投与したところ、お腹の子どもに外表奇形と骨格異常（口蓋裂、脊椎癒着）**が認められました。また、**妊娠ラットに対して体重１kg当たり１gのＴＢＺを一回だけ経口投与した実験でも、お腹の子どもに手足と尾の奇形**が認められました。つまり、**ＴＢＺには催奇形性があること**がわかったのです。しかし、厚生省はこの実験結果も受け入れようとはしませんでした。そのため、今もＴＢＺが輸入のかんきつ類に使用されているのです。

東京都は、毎年輸入かんきつ類を検査していますが、ＴＢＺは果皮と果肉を合わせた全体からｐｐｍ（１００万分の１を表わす濃度の単位）レベルで、果肉からはｐｐｂ（ｐｐｂはｐｐｍの１０００分の１）レベルで検出されています。ＯＰＰも全体からｐｐｍレベルで検出されています。つまり、これらを食べ続けていると、がんが発生したり、先天性障害児が生まれる確率が高まると考えられるのです。したがって、食べないようにしたほうがよいでしょう。

輸入バナナとリンゴ

バナナ（フィリピン産）については**6～7種類の農薬が残留**しています（東京都調べ）。栽培中あるいは収穫後、つまり**ポストハーベストの農薬が残留**したものと考えられます。有機のバナナについては、一般に農薬は使われていないと考えられます。

またニュージーランド産のリンゴは、キャプタンという農薬（殺菌剤）が検出されています（東京都調べ）。ニュージーランド産のキウィフルーツは、イプロジオンという農薬（殺菌剤）がよく検出されています（東京都調べ）。どちらもおそらくポストハーベストとして使われていると考えられます。

24

回転寿司や寿司店チェーンのガリ（生姜漬け）には、発がん性の疑いのあるサッカリンNa（ナトリウム）が使われているので、食べないほうがよい

業務用ガリが腐りにくい理由

寿司店に入ると、お寿司とともにガリ（生姜漬け）が必ず添えられてきますが、回転寿司や**寿司店チェーン**のガリは、食べないほうがよさそうです。なぜなら、それらには発がん性の疑いのある**合成甘味料**のサッカリンNa（ナトリウム）が使われている可能性が高いからです。

そうしたお店で使われているガリは、業務用のもので一斗缶などに入っています。それを取りだして、小分けして出しているのですが、甘みをつけるのに砂糖を使うと、腐りやすくなってしまいます。そこで、腐りにくくするためにサッカリンNaが砂糖の代わりに使われているのです。

サッカリンNaは今でも食品添加物として使用が認められていますが、実は１９７０年代に発がん性があるという理由でいったん使用禁止になったことがあるのです。というのも、アメリカから、サッカリンNaに発がん性があるという情報がもたらされたからです。**サッカリンNaを5％含むえさをラットに2年間食べさせた実験で、子宮がんや膀胱がんの発生が認められた**というのです。そこで厚生省は、１９７３年４月に使用を禁止する措置をとりました。

今でも発がん性の疑いあり

ところが、その後、実験に使われていたサッカリンNaには、不純物が含まれていて、それががんを発生させたという説が有力になりました。そのため、同じ年の12月に、使用禁止が解かれて、再び使えるようになったのです。

しかし、１９８０年に発表された**カナダの実験では、サッカリンNaを5％含むえさをラットに2世代に渡って食べさせたところ、2代目のオス45匹中8匹に膀胱がんが発生**しました。しかし、さらにその後、サッカリンNaに発がん性がないことを示す実験結果が発表されたりして、未だに使用が認められているのです。

サッカリンNaは、ベンゼン（人間に白血病を起こすことが明らかになっている化学物質）に二酸化硫黄（SO2）が結合し、さらに窒素（N）や酸素（O）、そしてNaが結合したもので、その化学構造を見る限り、**どうみてもベンゼンよりも毒性が強そう**なのです。それが今でも添加物として認められ、使われているのですから、なんとも恐ろしい感じがします。

歯磨き剤に入っているサッカリンNa

現在、サッカリンNaが添加された食品はそれほどありません。ただし、**業務用ガリ**のほか、**スーパーで売られている赤い酢だこ**に使われていることがあります。また、

歯磨き剤に使われていることが多いのです。

ライオンの「クリニカ」、サンスターの「オーラツー」、花王の「薬用クリアクリーン」など代表的な歯磨き剤にも使われています。

歯磨き剤は食品と違って、胃の中に入れるものではありませんが、水で口をすすいでもサッカリンNaなどの成分が微量口の中に残って、徐々に胃の中に入っていくと考えられます。

サッカリンNa入りの歯磨き剤を使って歯を磨くということは、これが毎日、繰り返されるということです。サッカリンNaに間違いなく発がん性があったとすると、**微量であっても毎日口内や胃などの細胞に作用し、がんになる確率を高める**と考えられます。したがって、**サッカリンNa入りの歯磨き剤の使用はやめたほうが賢明**です。

第3章　とくにお酒で気をつけたいこと

25

「おいしくない」プリン体ゼロのビールを飲む必要はない。普通のビールを飲んだからといって、痛風になることはない

「プリン体が体に悪い」は誤り

「プリン体は体に悪い」「ビールはプリン体が多いので飲まない」といった声を時々耳にします。一般にプリン体は痛風の原因といわれています。そこで、プリン体ゼロをうたった発泡酒が次々に売り出され、テレビでも盛んに宣伝されています。さらに、「プリン体と戦う乳酸菌」と銘打ったヨーグルトも発売されています。そんなことも

あって、「プリン体は体に悪い」と思っている人が多いようです。

しかし、それは**まったくの誤解**なのです。なぜなら、プリン体は私たちの体の全細胞にとって不可欠な物質であり、**もしプリン体が存在しなかったら、地球上の生命は存在しないほど重要な物質**なのです。そんなプリン体が、なぜ「悪者」にされてしまったのか？　そのカラクリを見ていきましょう。

遺伝子を構成するプリン体

そもそもプリン体とは何でしょうか？　それは、「プリン骨格」という独特の化学構造を持つ物質の総称であり、実はプリン体は、**細胞の遺伝子（DNA）を構成する物質**なのです。遺伝子は、リン酸と糖から成る鎖状のものに4つの塩基、すなわちアデニン、チミン、グアニン、シトシンが結合して作られていますが、アデニンとグアニンの主成分がプリン体なのです。ですから、もしプリン体がなかったら、2つの塩基は作られず、遺伝子は構成されないことになるのです。

遺伝子は、細胞の設計図といわれています。すなわち、遺伝子に記録された情報に基づいて、たんぱく質などが作られ、それらによって細胞が構成されます。したがって、**もしプリン体が存在しなかったら、遺伝子は作られず、細胞も構成されず、生命は存在しない**ことになるのです。

プリン体が「悪者」にされた理由

そんな重要なプリン体が、どうして「悪者」にされてしまったのか？　プリン体は、食べ物とともに体内に取り込まれるほか、アミノ酸の一種のグルタミンやグリシンなどから体内で合成されています。一方、新陳代謝によって、古いアデニンやグリシンが分解することでもできています。そして、**プリン体は肝臓で代謝されて、尿酸となって体外に排出されます。ちなみに、体内のプリン体の7割は、体の中で生成され**ています。

こうした**一連の代謝が行なわれ、プリン体が尿酸に変化し、それがスムーズに排泄されていれば問題ない**のですが、体内で尿酸が多くなりすぎると、血液中に尿酸が溜まって、高尿酸血症を起こします。さらに、この状態が続くと、尿酸が結晶化した尿酸塩が関節に沈着していき、急性関節炎を発症します。これがいわゆる痛風で、劇的な痛みをともないます。

体内でプリン体が多くなりすぎると、当然ながら**尿酸も増える**ことになり、痛風も起こりやすくなります。そのため、プリン体が**痛風の原因と言われるようになり、「悪者」にされてしまった**のです。しかし、前述のようにプリン体は遺伝子を構成する物質であり、体にとって不可欠なもので、それ自体が「悪者」というわけではありません。**問題は、体内でプリン体が過剰になってしまい、尿酸が増えてしまうこと**なのです。

アルコールがプリン体を尿酸に変える

私の知人（40代後半、男性）で、痛風を実際に経験した人がいます。独身ということもあってか、毎日カップラーメンとレバー、そしてビールを飲んでいたといいます。そんな生活を続けていたところ、足の関節に激痛を感じるようになり、病院に行って診てもらうと、痛風と診断されたといいます。

痛風は、プリン体を多く含む食品を食べ続けて、さらに、アルコールを摂取し続けることによって起こりやすくなります。アルコールは、体内の尿酸をできやすくし、尿酸値を高めてしまうからです。鶏や豚などのレバーは、プリン体をもっとも多く含む食品です。私の知人は、それを毎日のように食べて、さらにビールを飲み続けたために体内の尿酸が増え続けて、ついには痛風になったと考えられます。

ビールに含まれるプリン体は少ない

ところで、以前から体内の尿酸が増えると、痛風になることはわかっていました。そして、尿酸は、プリン体が変化してできることがわかっています。そのため、**プリン体→尿酸→痛風という単純な図式が出来上がり、プリン体が痛風の原因と考えられるようになった**のです。**これをうまく利用したのが、ビール会社**といえるでしょう。

アルコールの中では、ビールはプリン体を多く含んでいます。ビール100mlあたりに含まれるプリン体は3・3〜6・9mgです。一方、焼酎はプリン体を含まず、日本酒は100gあたり1・2mg、ウイスキーは同0・2mg、ブランデーは同0・4mg、ワインは同0・4mgです。

しかし、ビールに含まれるプリン体はほかの食品に比べるとひじょうに少ないのです。白米に含まれるプリン体は100gあたり25・9mg、枝豆は同47・9mg、豚バラは同75・8mg、醤油は同45・2mgであり、普段食べている食品のほうが、ビールよりもずっと多くのプリン体を含んでいるのです。なお、プリン体のとくに多い食品は、鶏レバー（100g中312・2mg）、豚レバー（同284・8mg）、牛レバー（同219・8mg）、カツオ（同211・4mg）、マグロ（同157・4mg）、鶏ササミ（同153・9mg）豚ヒレ（同119・7mg）などです。

痛風にならない方法

前述のように**アルコールは、尿酸をできやすくしてしまいます**。ですから、レバーなどの**プリン体の多い食品を食べ続けて、同時にアルコールを飲み続ければ、尿酸が増える**ことになります。**ビール**の場合、ほかの食品に比べてプリン体の量はかなり少ないので、**それが直接痛風を起こすことはない**と考えられます。しかし、**アルコール**

の中ではプリン体が多いということで、一般に痛風を起こしやすいアルコールといわれるようになったのです。

そこで、ビール会社では、それを逆手にとって、次々にプリン体ゼロをうたった発泡酒を売り出し、売り上げを伸ばしたのです。そのため、「プリン体は体に悪い」と思い込む人が増えていったようです。

ちなみに、「プリン体ゼロの発泡酒はまずい」という声をよく聞きますが、プリン体はアミノ酸、脂肪と並ぶ三大うまみ成分であり、それが入っていなければ当然ながらおいしくないのです。

もう一度繰り返しますが、プリン体そのものは遺伝子を構成する物質であり、決して体に悪いものではありません。問題なのは、体内にプリン体が過剰に増えてしまい、さらに過度のアルコール摂取によって尿酸が増えてしまうことなのです。

ですから、それを防ぐためには、プリン体を多く含む食べ物とアルコールを続けて摂りすぎないように気を付けることです。これを心がけていれば、体内に尿酸が過剰に蓄積されることはなく、おそらく痛風になることもないでしょう。

26

「ワインを飲むと頭痛がする」という人には、酸化防止剤・無添加ワインがおススメ

頭痛がする人は少なくない

「ワインを飲むと頭痛がする」という声をよく耳にします。私は添加物の講演の際に、「ワインを飲むと頭痛がする人は手をあげてください」という質問を必ずするのですが、たいてい参加者の4分の1くらいの人が手をあげます。通常ワインには酸化防止剤の亜硫酸塩が添加されていますが、それが原因と考えられます。なぜなら、そうい

う人でも、酸化防止剤が無添加のワインを飲むと、頭痛はしないと答えるからです。

市販のワインには、国産も外国産もほとんど「酸化防止剤（亜硫酸塩）」という表示があります。とりわけ外国産は、ほぼ100％こう表示されています。

ご承知のように、ワインは、ぶどうを酵母で発酵させて作ります。その本場はヨーロッパですが、**以前からワイン作りには亜硫酸塩**が使われていました。**酵母が増えて発酵が進みすぎるのを抑えたり、雑菌を消毒**したりするためです。また、**ワインが酸化して変質するのを防ぐ目的**でも使われています。

毒性の強い亜硫酸塩

しかし、**亜硫酸塩は毒性が強い**のです。いくつか種類がありますが、最もよく使われているのは「**二酸化硫黄**」です。これは亜硫酸ガスともいい、**火山ガスや工場排煙に含まれる有毒ガス**です。だからこそ、雑菌の繁殖を防ぐことができるのです。

二酸化硫黄を0・01％および0・045％含む赤ワインまたは水を、ラットに長期にわたって毎日飲ませた実験では、**肝臓の組織呼吸に障害**が認められました。また、二酸化硫黄は、**ビタミンB_1の欠乏をひきおこし、成長を悪くすることが動物実験**で確かめられています。厚生労働省では、ワイン中の二酸化硫黄の量を0・035％以下に規制していますが、このラットの実験の「0・01％」よりも、高い濃度なのです。

私の場合、亜硫酸塩が添加されたワインを飲むと、薬っぽいような、飲むのをためらう「うっ」とくる味を感じることがあります。おそらく添加量が多いからでしょう。どうみても体にはよくはなさそうです。

そのため、人によっては亜硫酸塩が脳や神経あるいは血管などに作用して、頭痛を起こすのでしょう。それは一種の警告反応、拒否反応といえるのかもしれません。

無添加ワインは高くもまずくもない

そこで、そんな人に**おススメ**したいのが、亜硫酸塩を添加していないワイン、すなわち、**酸化防止剤無添加ワイン**です。欧米では、ワイン作りには亜硫酸塩を添加するのが常識になっていますが、**日本では、発酵の際に温度を調整するなどによって、そ**

れを添加せずにワインが作られているのです。

「無添加ワインは高いのでは？」と思っている人がいるようですが、そんなことはありません。1ビン（720ml）が500円～800円くらいの製品がコンビニでも売られています。

また、「まずいんじゃないの？」といぶかる人もいると思いますが、**決してまずくはありません。**製品にもよりますが、**本来のワインの味のするものも少なくありません。**ただし、中には発酵が十分に進んでいないためか、ジュースっぽい味のするものもあります。しかし、それはぶどう本来の味ともいえるので、それほどまずくはないと思います。

なお、最近有機ワインが一部のコンビニでも売られていますが、**「有機」とうたいながら亜硫酸塩を添加したものが少なくないので、表示をよく見て買うようにしてください。**

ちなみに、添加物の表示は、食品表示法で義務づけられているので、無添加ワインも、他に添加物を使っている場合は表示しなければなりません。

ただし、和菓子やケーキなどの場合、バラ売りが多いので添加物が使われていても、表示義務はありません。

このほか、お茶に着色料を使う場合、表示しなければならないので、表示されずに着色料が使われることはないと考えられます。味付けにL-グルタミン酸Naが使われることがありますが、その場合、調味料（アミノ酸）と表示されています。

27

日本酒を飲んで「悪酔いする」「二日酔いする」という人には、ぜひ純米酒を飲んでいただきたい

醸造アルコールが混ぜられている

「日本酒はおいしくない」、「日本酒を飲むと悪酔いする」という声をよく耳にします。しかし、そう感じる人は、多分まがい物の日本酒を飲んでいるからなのです。本物の日本酒を飲めば、そうした印象は払拭されるはずです。

居酒屋には、「大関」や「白雪」、「菊正宗」、「月桂冠」といった大手酒造メーカー

の日本酒がたいてい置かれています。また、酒店やスーパーのお酒売り場にも、そうした日本酒がでんと並べられています。しかし、それらの製品は本来の伝統的な日本酒ではありません。なぜなら、**醸造アルコール**が混ぜられているからです。

ご承知のように**日本酒は江戸時代から飲まれているお酒**です。その当時は、もちろん**醸造アルコールなんてものが、日本酒に混ぜられることはありませんでした**。ところが、いつの間にかそれが混ぜられるようになったのです。

「本醸造」というごまかし

醸造アルコールとは、とうもろこしや芋のデンプン、廃糖蜜などを原料にして、発酵法によって大量に作られているものです。そのため**値段が安い**のです。したがって、それを加えれば加えるほど、**低コスト**の日本酒を作ることができるのです。しかしその結果、鼻につんとくる、味も消毒用アルコールを混ぜたような、のどを通り抜けにくくまずい日本酒になってしまうのです。

本来の日本酒は、米と米麹から作られるものです。つまり、**米に含まれる炭水化物**

を麹菌によって糖分に変え、それを酵母で発酵させてアルコールにするのです。これ**が江戸時代から伝わる本当の日本酒**です。これを「**純米酒**」といいます。

ところが、今の日本酒の多くは、これに醸造アルコールを混ぜているのです。純米酒の製造には、時間とコストがかかります。したがって、それだけでは儲けを得ることが難しい面があります。そのため、安い醸造アルコールを加えて、いわば水増ししているのです。

しかも、こうした日本酒は、「本醸造」といういかにもよさそうな名前がつけられています。そのため、消費者は「本格的な醸造酒」と勘違いしているのです。

純米酒を飲んで日本酒観が一変

私は20代の時、［大関］のカップ酒を買ってきて、温めて飲んだことがありました。寒かったので、体を温めようとしたのです。しかし、それを口に近づけた途端、ツンと鼻を突くようなアルコールのにおいがして、口に入れると、ウッと吐き出したくなるような味で、結局ほとんど飲まずに捨ててしまいました。この時、「日本酒は何でまずいんだ」と感じ、それ以降飲まなくなりました。

そんな思いが改められたのは、ある居酒屋で友人に地酒の純米酒を勧められて、そのおいしさを知った時でした。「なんて日本酒はおいしいんだ」と思いました。カップ酒の「大関」とはまったく比べ物にならない味でした。それから純米酒ファンになったのです。

これまで、私は純米酒をずいぶんいろいろ飲んできました。「浦霞」、「高清水」、「田酒」、「神亀」、「真澄」、「腰古井」、「仁勇」、「出羽桜」、「九平次」、「獺祭《だっさい》」などなど。ちなみに、「仁勇」と「腰古井」は、私が住んでいる千葉県のお酒です。これらの**純米酒はどれも飲み口がよく、すっきりした、おいしい味**でした。刺身やお寿司、てんぷらなどにもよく合います。とくに「獺祭」は、日本酒通の間で、今もっとも人気のあるお酒といっていいでしょう。

ぜひ一度純米酒を飲んでみてください

こうした純米酒を飲んでいると、醸造アルコールを混ぜた日本酒はまったく飲む気がしなくなります。よくこんなまがい物の日本酒を平気で作って売っているものだと腹が立ってきて、「酒蔵としての誇りはないのか」と言いたくなってしまいます。

それから、純米酒を飲んだ時と、醸造アルコールの混じった本醸造を飲んだ時では、次の日の体の調子が全く違うのです。純米酒を飲んだ翌朝は、体がすっきりした感じでなかなか調子がいいのですが、本醸造を飲んだ翌朝は、体に異物が入っているような、変な違和感を覚え、調子がよくないのです。これは何度も経験していることです。おそらく体にとってよくないアルコールだからでしょう。この感覚が、人によっては「悪酔い」と感じるのかもしれません。

「日本酒がまずい」と感じている方は、ぜひ一度地酒の純米酒を飲んでみてください。今までの日本酒観が一変されるはずです。

28

ノンアルコールビールを飲むなら、「オールフリー」や「ドライゼロ」よりも、「キリンフリー」がよい

ビールに似せるために添加物を使用

「ビールを飲みたいけど、アルコールは飲めない」という人のために開発されたノンアルコールビールですが、**ビールの味や色に似せるために、様々な添加物が使われています。**そして、その中には安全性の不確かなものがあるのです。

本来ノンアルコールビールという製品はあり得ないはずです。なぜなら、ビールと

は、麦芽などの原料をビール酵母で発酵させてアルコールに変えたもので、アルコールを含んでいなければビールとは言えないからです。

メーカー側もそのことは十分承知していて、「品名」はいずれも「炭酸飲料」となっており、さらに「ビールテイスト飲料」と表示されています。つまり、ビールの味に似せた炭酸飲料ということなのです。

そして、**ビールの味に似せるため**に、さまざまな添加物が使われているのです。まず独特の酸味を出すための**酸味料**、そしてビールらしき色にするため**カラメル色素**、**さらに合成甘味料**が添加されているのです。

カラメル色素とアセスルファムKが

ノンアルコールビールの中でも人気のある「オールフリー」（サントリー酒類）の原材料は、「麦芽、ホップ、香料、酸味料、カラメル色素、酸化防止剤（ビタミンC）、苦味料、甘味料（アセスルファムK）」です。**香料以降が添加物**で、カラメル色素と合成甘味料のアセスルファムKが添加されていることがわかります。

カラメル色素は、褐色の天然色素です。カラメルⅠ、Ⅱ、Ⅲ、Ⅳの4種類がありますが、**ⅢとⅣの場合**、原料にアンモニウム化合物が使われているため、それが化学変化を起こして**4-メチルイミダゾールという発がん性物質**になり、それが含まれています。ただし、「カラメル色素」としか表示されないため、4種類のうちどれが使われているのかわかりません。なお、カラメルⅠとⅡは、それほど問題はありません。

また、合成甘味料の**アセスルファムK**の場合、**イヌを使った実験**で、**リンパ球を減少させ、GPT（肝臓が障害を受けた時に増加する）を増加させる**ことが認められています。

「ドライゼロ」（アサヒビール）の原材料は、「食物繊維、大豆ペプチド、ホップ、香料、酸味料、カラメル色素、酸化防止剤（ビタミンC）、甘味料（アセスルファムK）」です。**香料以降が添加物**で、やはりカラメル色素とアセスルファムKが添加されています。

添加物の少ない【キリンフリー】

一方、「キリンフリー」（麒麟麦酒）の原材料は、「麦芽、糖類（果糖ぶどう糖液糖、水あめ）、ホップ、酸味料、香料」で、カラメル色素もアセスルファムKも使われていません。酸味料は、25品目以上あり、**毒性の強いものは見当たりませんが、具体的に何が使われているのかわかりません**。また、**香料も何が使われているのかわかりません**。

その意味では問題がないとは言えないのですが、**カラメル色素とアセスルファムKが添加されていないので、比較的安心**して飲むことができます。

なお、「『キリンフリー』はおいしくない」という声を時々耳にしますが、着色料や合成甘味料を使用せず、麦芽とホップをベースにして、ビールに近い飲み物になっていると思えば、味わいも違ってくることでしょう。

第4章　家族全般を守る食生活

29

ソースは、「オタフクお好みソース」よりも、「ブルドックソース」や「キッコーマンデリシャスソース」を使ったほうがよい

カラメル色素が使われている

スーパーやコンビニなどで売られている代表的なソースといえば、「ブルドックソース」、「キッコーマンデリシャスソース」、「オタフクお好みソース」と言っていいでしょう。これら3製品のうち、「オタフクお好みソース」は、ほかの2製品と違う点があります。それは、カラメル色素が添加されている点です。

「オタフクお好みソース」の原材料は、「野菜・果実（トマト、デーツ、たまねぎ、りんご、その他）、糖類（ぶどう糖果糖液糖、砂糖）、醸造酢、アミノ酸液、食塩、酒精、醤油、香辛料、オイスターエキス、肉エキス、酵母エキス、昆布、蛋白加水分解物、しいたけ、増粘剤（加工でんぷん、増粘多糖類）、調味料（アミノ酸等）、カラメル色素」です。増粘剤以降が添加物で、最後にカラメル色素とあります。ソースの色をより濃く見せるために添加されているのです。

しかし、**カラメル色素**には問題があります。カラメルⅠ～Ⅳの4種類ありますが、そのうちの**カラメルⅢとⅣには、4-メチルイミダゾール**という物質が含まれていますが、これは、**動物実験で発がん性**が認められているのです。

発がん性物質ができる理由

どうしてそんな物質ができてしまうかというと、それはⅠからⅣの原料と作られ方に原因があります。

カラメルⅠ…デンプン分解物、糖蜜、または炭水化物を熱処理して得られたもの、あるいは酸もしくはアルカリを加えて熱処理して得られたもの。

カラメルⅡ…デンプン分解物、糖蜜、または炭水化物に、亜硫酸化合物を加えて、または酸もしくはアルカリをさらに加えて、熱処理した得られたもの。

カラメルⅢ…デンプン分解物、糖蜜、または炭水化物に、アンモニウム化合物を加えて、または酸もしくはアルカリを加えて、熱処理して得られたもの。

カラメルⅣ…デンプン分解物、糖蜜、または炭水化物に、亜硫酸化合物およびアンモニア化合物を加えて、または酸もしくはアルカリを加えて、熱処理して得られたもの。


カラメルⅢとⅣは、原料にアンモニウム化合物が含まれています。これが熱処理によって、発がん性のある4-メチルイミダゾールに変化してしまうのです。一方、カラメルⅠとⅡにはアンモニウム化合物は含まれていないためできないのです。

【ブルドック】も【デリシャス】も無添加

カラメル色素の場合、ⅠからⅣのうちどれを使っても、「カラメル色素」という表示でいいことになっています。したがって、消費者はどれが使われているのかわからないのです。カラメルⅢかⅣかもしれないし、ⅠかⅡかもしれないのです。ちなみに、カラメルⅠとⅡには4‐メチルイミダゾールは含まれず、それほど問題はありません。

しかし、ⅢまたはⅣが使われていた場合、ソースはほぼ毎日使うものなので、それだけ頻繁に発がん性物質を摂取することになります。ですから、**カラメル色素が添加されたソースは使わないほうがよい**のです。

なお、「ブルドックソース」にも以前はカラメル色素が使われていましたが、2006年にその使用を中止しました。おそらく問題があると判断したためでしょう。そのため、現在は「ウスター」「中濃」「とんかつ」とも使われておらず、無添加です。「キッコーマンデリシャスソース」も、「ウスター」「中濃」「とんかつ」とも無添加です。

30

食パンは、「超熟」や「毎日の食パン」など、イーストフードを使っていない製品がおススメ

一般にイーストフードが使われている

「食パンを毎日食べている」という人も多いと思います。そんな主食になっている食パンですから、できるだけ安心して食べられるものを選びたいもの。しかし、大手パンメーカーの食パンの多くには、**添加物のイーストフードが使われています。**

イーストフードは、パンの製造の際に使われているもので、イースト（パン酵母）

に混ぜると、機械でも容易にパンがふっくらと焼き上がるというものです。「**フード**」**という名前が付いていますが、実際には添加物の塊り**です。イーストフードを使うと、でき上がったパンがパサパサしてしまい、しっとり感がなく、本来の味わいが失われてしまいます。

イーストフードとして使われる添加物は、**塩化アンモニウム、炭酸アンモニウム、リン酸水素二アンモニウムなど19品目あり、これらから5品目程度をピックアップして混ぜ合わせて使われ**ます。毒性の強いものはそれほど見当たりませんが、**塩化アンモニウムは例外で、ウサギに2gを口から与えたところ、10分後に死亡した**というデータがあるので、毒性は強いといえます。ただし、「イーストフード」という一括名しか表示されないため、どれが使われているのかわかりません。

添加物を使っていない【超熟】

一方で、イーストフードを使わずに食パンを製造している大手パンメーカーがあります。「余計なものは使わない」とテレビで宣伝している敷島製パン（パスコ）で、主力製品の**［超熟］には、イーストフードは使われていません。**原材料は、「小麦粉、砂糖、バター入りマーガリン、パン酵母、食塩、醸造酢、米粉」で、添加物は使われていません。

なお、この製品にはバター入り**マーガリン**が使われているので、**トランス脂肪酸が**どのくらい含まれているのか、気になるところです。**トランス脂肪酸を多く摂取すると、動脈硬化が起こりやすくなり、心疾患のリスクが高まる**ことがわかっているからです。

敷島製パンに問い合わせると、「早くからトランス脂肪酸の低減化に取り組んでいます。［超熟］については、100g中に含まれるトランス脂肪酸は0・1gです」といいます。ちなみに、この値は、生クリームやマヨネーズに含まれるトランス脂肪酸の10分の1以下です。

おいしくてリーズナブル

このほか、セブンプレミアムの**［毎日の食パン］**（製造者・武蔵野フーズ）もイーストフードが使われていません。原材料は「小麦粉、砂糖混合ぶどう糖果糖液糖、マーガリン、パン酵母、食塩、発酵風味料」で、**添加物は使われていません**。そのため、しっとりしていて、味わいのある食パンになっています。

なお、原材料の「**発酵風味料**」とは、武蔵野フーズによると、「乳製品や糖類を発酵させたもので、風味や日持ち向上に効果がある」といいます。安全性に問題はなさそうです。

それから、**この製品にもマーガリンが使われているので、トランス脂肪酸がどの程度含まれるのか気になる**ところですが、1枚（56g以上）あたり「トランス脂肪酸…0g」という表示があります。また、同じく「飽和脂肪酸…1・19g、コレステロール…0mg」とも表示されています。ただし、「食品100g当たり、飽和脂肪酸0・1g未満、トランス脂肪酸0・3g未満、コレステロール5mg未満の場合は0gとしております」とも書かれています。つまり、トランス脂肪酸については、食パン100g中0・3g未満ということです。

31

「ネスカフェ」や「ブレンディ」などのインスタントコーヒーには添加物は使われていないので、飲んでもOK。ただし、スティックタイプの合成甘味料入りは避けよう

インスタントコーヒーの原材料はコーヒー豆のみ

「インスタントコーヒーはよくない」と思っている人が多いようです。おそらく「インスタント食品は体によくない」と感じている人が多く、その代表と言えるインスタントコーヒーも同じように感じているのだと思います。しかし、**通常のインスタントコーヒーには、添加物は使われていません**ので、**比較的安心**して飲めるのです。

インスタントコーヒーは、基本的にはコーヒー豆の成分を抽出した液（コーヒー液）を乾燥させたものです。乾燥させる方法には、フリーズドライ製法とスプレードライ製法とがあります。

フリーズドライ製法は、コーヒー液をマイナス40度C程度で急速に凍結し、真空状態にして水分を蒸発させる方法で、**荒い粒状**になります。**瞬間凍結のため、コーヒーの風味が失われにくい**という特徴があります。最もポピュラーな「ネスカフェ　ゴールドブレンド」（ネスレ日本）や「ブレンディ　メロウ&リッチ」（味の素ゼネラルフーズ）は、この方法で作られています。

スティックタイプは要注意

一方、スプレードライ製法は、高温にしたコーヒー液を噴射して乾燥させる方法で、**粉状**になります。大量生産が可能なため、**低価格**ですが、**風味が失われがち**です。「ネスカフェ　エクセラ」は、この方法で作られています。**どちらの製法で作られた製品も、原材料はコーヒー豆だけ**であり、**添加物は使われていません**。

ところで、インスタントコーヒーには、スティックタイプのものも数多くあります。フリーズドライ製法やスプレードライ製法によって作られたものをスティック状にして売っているわけです。

それらの中には、インスタントコーヒーに砂糖やクリーミングパウダーなどが混ぜられている製品があります。そうしたほうが飲みやすいからでしょう。しかし、**合成甘味料のアスパルテームやアセスルファムＫが使われているものもあるので要注意**です。

アスパルテームについては、アメリカの複数の研究者によって、**脳腫瘍を起こす可能性があること**が指摘されました。さらに２００５年には、イタリアで行なわれた動物実験で、アスパルテームによって**白血病やリンパ腫が発生**することが認められ、人間が食品からとっている量に近い量でも異常が観察されました。

合成甘味料入りは避けよう

なお、アスパルテームには必ず「**L-フェニルアラニン化合物**」という言葉が添え

られていますが、これには理由があります。**フェニルケトン尿症（アミノ酸の一種のL-フェニルアラニンをうまく代謝できない体質）の子どもがとると、脳に障害が起こる可能性**があるため、注意を喚起する意味で、この言葉が必ず併記されているのです。

一方、**アセスルファムＫは自然界には存在しない化学合成物質。砂糖の約２００倍の甘味**があり、２０００年に添加物として認可されました。しかし、**体内で分解されないため、異物となってグルグルめぐり、臓器や組織のシステムを乱す恐れ**があります。動物実験の結果からは、肝臓にダメージをあたえたり、免疫力を低下させることが示唆されています。また、**妊娠したネズミを使った実験**では、**胎児に移行する**ことがわかっています。

スティックタイプの製品を買う際には、これらの合成甘味料が使われていないか、よく確認してください。

32

塩事業センターの［食塩］は、とくに問題はない。ただ、マグネシウムやカルシウムなどのミネラルは含んでいないことは頭に入れておこう

評判のよくない［食塩］

最近、塩にこだわる人が多くなったためか、スーパーには様々な塩製品が売られています。古くから売られている塩事業センターの［食塩］のほかに、［伯方の塩］（伯方塩業）、［瀬戸のほんじお］（味の素）、［沖縄の海水塩　美ら海育ち］（青い海）など。さらに、各種の岩塩も売られています。使う塩によって、食べ物の味が左右されるた

め、好みの塩を探す人が増えているためでしょう。

ところで、ポピュラーで値段も安い［食塩］の評判はよくありません。「塩化ナトリウムの塊り」「ミネラルが含まれない」「精製塩は体によくない」などと惨々です。工業的に大量生産されているため、本来の「塩」の姿が失われているというのが、批判される第一の理由のようです。

しかし、**［食塩］**の中身の塩化ナトリウム自体に問題があるわけではありません。それは、**海水から得られた純粋な塩化ナトリウムであり、食品に適量を使っている分には、体に悪いということはない**のです。

ミネラルは食べ物に含まれている

［食塩］の特徴は、塩化ナトリウムが99％以上と純度が高いことです。袋には、「工程：イオン膜、立釜、乾燥」とあります。ここで、**イオン膜とは何か？** イオン膜には、プラスのイオンを通す膜とマイナスのイオンを通す膜があって、それらを交互に並べて海水を流します。すると、プラスのナトリウム（Na）イオンとマイナスの塩素

（Cl）イオンが二つの膜の間に集まって濃い塩水となります。そして、その塩水を集めて立釜という縦長の釜に入れ、減圧にして水蒸気を送り込んで加熱し、塩化ナトリウム（NaCl）の結晶を作ります。これが食塩です。

ただし、海水のにがり成分であるマグネシウムやカルシウムはほとんど含まれていません。ですから、［食塩］を料理に使った場合、ナトリウム以外のミネラルはほとんど摂取できないということになります。

このことから、「ミネラルを摂取でない塩」ということで、人気がなくなっているのですが、マグネシウムやカルシウムなどのミネラルは、穀物や野菜、海藻、肉や魚などにも含まれているので、それらによって補給することができるのです。ですから、［食塩］を使っても、食べ物からミネラルを摂取すれば、ミネラル不足に陥ることはないでしょう。

値段と味の兼ね合いを見て

しかし、［食塩］の場合、ほとんどが塩化ナトリウムだけなので、「しょっぱい」だけで、塩としては味わいがないということは否定できないかもしれません。「伯方の塩」や「瀬戸のほんじお」などは、塩化ナトリウムのほかに微量ですが、マグネシウムやカルシウム、カリウムなどが含まれているため、いわゆる「まろやか」な味になっています。それが食べ物の味にも影響してくることになります。

ただし、いずれの製品も、「食塩」に比べると、値段がだいぶ高くなっています。ですから、値段と味との兼ね合いを考えながら、どちらを買うかを決めるということにならざるを得ないでしょう。

にがりは身体に必要か？

ちなみに、「にがり」（苦汁）は海水から食塩を製造した残りの成分で、**主成分は塩化Mg**で、他に**塩化K**、**塩化Ca**などが含まれています。そのため、ミネラルを摂取できることは間違いありませんが、ダイエットなどの効果があるのかは疑問です。にがりを多く摂り過ぎると害になるので、飲んだりするのはやめたほうがよいでしょう。

またMgやK、Caはほかの食品からも摂れるので、にがりが体に必要とはいえません。

33

砂糖は摂りすぎない限り問題はない。ただ、カルシウムなどのミネラルは含んでいないことと、虫歯の原因になることは頭に入れておこう

「悪者」にされた砂糖

何らかの「悪者」を作り出し、それを徹底的に批判することで読者や視聴者を増やそうというのがマスコミの常套手段ですが、食品業界にもその手法がまかり通っているようです。現在、「悪者」にされているものの一つが、砂糖です。「肥満をひき起こす」「高血糖や糖尿病の原因」「虫歯になりやすい」などといわれ、今やみんなの嫌わ

れ者になってしまった「砂糖」。しかし、本当に砂糖はそんなに悪者なのでしょうか？

人間は昔から砂糖をとても好んできました。紀元前3000年には、すでにサトウキビから砂糖を製造したという記録が残っているといいます。砂糖には、独特の甘みがあり、それが人々に満足感や幸福感を与えます。すばやく吸収されて、体のエネルギー源となるからと考えられます。

昔は砂糖はとても貴重だったので、日常生活で口にする機会は少なかったのですが、現在にいたって、砂糖は誰にでもたやすく手に入るようになり、そして、さまざまな食べ物や飲み物にたくさん使われるようになりました。その結果、**砂糖を過剰に摂取する人が増えてしまい、肥満や高血糖の原因とされて、**「**悪者**」になってしまったのです。

砂糖は体内でエネルギーになる

しかし、**砂糖そのものが悪いわけではなく、**あくまで**過剰摂取がよくない**のです。

ですから、市販されている上白糖も、それ自体が悪いわけではないのです。

上白糖とは、原料のサトウキビに含まれる糖蜜を取り除いて、結晶化させたもので、ほとんどがショ糖であるため、白いのです。通常砂糖とは、上白糖のことです。ショ糖は、ぶどう糖と果糖が結合した二糖類で、体内では、ぶどう糖と果糖に分かれて、エネルギー源となります。とくに**ぶどう糖は、脳の唯一のエネルギー源**といわれています。

上白糖としては、スプーン印の［上白糖］（三井製糖）やカップ印の［白砂糖］（日新製糖）などがよく知られています。これらは原料のサトウキビに含まれる糖蜜を除いたもので、ほとんどがショ糖です。そのため、**糖蜜に含まれているカリウムやカルシウムなどのミネラルはほとんど含まれない**ことになります。

ところで、砂糖有害論がいろいろささやかれていますが、**砂糖はぶどう糖と果糖が結合したものですから、問題はありません**。もちろん摂りすぎれば、肥満や糖尿病の原因となりますが、**どんな食べ物や栄養素でも、摂りすぎれば害になる**ことがあります。

きび砂糖と三温糖

それでも**「白砂糖は嫌だ」という人には、きび砂糖をおススメ**したいと思います。これは、糖蜜が残っていて、ショ糖のほかにカリウムやカルシウム、マグネシウムなどを含んでいます。色は茶色で、まろやかで自然な甘さです。

このほか、三温糖があります。糖蜜を煮詰めて、結晶化させたものが三温糖です。糖蜜には、色素などが含まれているため、茶色になるのです。「砂糖の汁を三度煮詰めて作る砂糖」というのが、その名の由来です。

三温糖は、上白糖よりも栄養的に優れていると思われがちですが、**ミネラルはほとんど含まれていない**ので、それほど変わらないようです。また、製品によっては、**カラメル色素**が添加されたものがあるので、注意してください。

なお、**ハチミツ**には**ぶどう糖や果糖**のほかに、**鉄やカリウムなどのミネラル、ほかにビタミン類も含まれています**。ハチミツは、加熱されたものと非加熱のものとがありますが、一般には加熱のものが多くなっています。ぶどう糖が含まれるので、血糖値を上げることになるので**糖尿病の人にはよくない**でしょう。

また、**黒砂糖**は、サトウキビから絞った汁をそのまま煮詰めて作ったもので、上白糖に比べて、**カルシウムやリン、鉄などが多く含まれています**。ちなみに、黒砂糖100gには、カルシウムが240mg、鉄が4・7mg含まれています。ただし、一日に使う黒砂糖はそれほど多くないでしょうから、これだけでカルシウムや鉄を十分に摂るのは困難です。

おわりに

　誰もが、「安心・安全な食品を食べたい」と願っていることでしょう。ただし、今はそれがなかなか難しい状況になっています。市販されている食品で、本当に安心して食べられるものが少ないからです。しかし、あまり安全性を気にしすぎてしまうと、食品を選ぶことが困難になって、返ってそれがストレスとなり、精神や体の健康を害することにもなりかねません。

　かといって、まったく気にしないわけにもいきません。**今やがんで亡くなる日本人は、3人に1人**という現実があります。しかも、**がんを発病する人は2人に1人以上といわれ、**とくに**胃がんや大腸がんなど、食べ物に関係しているがんが多い**のです。ですから、ある程度は食生活に気を使っていかなくてはならないのです。

　本書は、ふだんの**食生活の中で、「この程度は注意したほうがよい」という内容を書き出した**ものです。とくに**お子さんの場合、体が形成される時期にあり、成長の妨**

げになるようなものはできるだけ避けるべきです。そして、**長い人生を生き抜いていくために、将来がんなどの障害が発生するような要因はできるだけ排除すべき**です。そんな観点から、注意して欲しい内容をピックアップしました。

また、当然ながら自身や夫（妻）の健康も維持していかなければなりません。さらに、祖父母やその他の親族の健康も守りたいという人も多いでしょう。そこで、日常の食生活で注意すべき点を書き出しました。

本書の内容を実行していただければ、単に家族の健康を守るだけでなく、おそらく**食生活が豊かにもなる**と思います。**「豊か」とは、贅沢をすることではなく、質の良い、無駄のない、また、「おいしい」食品を得るということ**です。そんな「豊か」な食生活を作り上げていただければと思います。

２０１５年10月

渡辺雄二

【さ】

添加物 索引 INDEX（★は添加物ではないが重要な用語）

本書に出てくる実験データは、主に『第7版　食品添加物公定書解説書』（廣川書店）、『既存天然添加物の安全性評価に関する調査研究』（日本食品添加物協会）、『天然添加物の安全性に関する文献調査』（東京都生活文化局）、「アセスルファムカリウムの指定について」および「スクラロースの指定について」（厚生労働省行政情報）などを参考にしています。

渡辺雄二　わたなべ ゆうじ

科学ジャーナリスト。1954年生まれ、栃木県出身。千葉大学工学部合成化学科卒業後、消費生活問題紙の記者を経て、82年からフリーの科学ジャーナリストとなる。執筆や講演で食品、環境、医療、バイオテクノロジーなどの諸問題を消費者の視点で提起し続けている。著書にミリオンセラーとなった『買ってはいけない』(共著、金曜日)、『食べてはいけないお弁当　食べてもいいお弁当』(だいわ文庫)、『体を壊す10大食品添加物』『体を壊す13の医薬品・生活用品・化粧品』(幻冬舎新書)、『お菓子の危険度調べました』(三才ブックス)、『危ない食品添加物ハンドブック』(主婦と生活社)、『がんになる29の添加物を食べずに生きる方法』(宝島社)、『使うならどっち!?』(サンクチュアリ出版)、『アレルギーを防ぐ37の真実』『健康に長生きしたけりゃゼラチンを食べなさい』『80歳まで健康に生きる36の秘訣』(小社刊)などがある。

子どもと添加物　33のポイント

発行日　2015年11月25日　第1刷発行

著　者　**渡辺雄二**
編集人
発行人　**阿蘇品蔵**
発行所　**株式会社青志社**
〒107-0052 東京都港区赤坂6-2-14 レオ赤坂ビル4F
(編集・営業) Tel : 03-5574-8511　Fax : 03-5574-8512
http://www.seishisha.co.jp/

印　刷
製　本　**株式会社ダイトー**

ISBN 978-4-86590-016-3 C0095

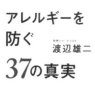